Gabriele Haß

Krankheiten im Alter

Symptome, Pflege und Therapie

1. Auflage

Bestellnummer 31031

Bildungsverlag EINS

Haben Sie Anregungen oder Kritikpunkte zu diesem Buch?
Dann senden Sie eine E-Mail an 31031@bv-1.de
Autorin und Verlag freuen sich auf Ihre Rückmeldung.

www.bildungsverlag1.de

Bildungsverlag EINS
Sieglarer Straße 2, 53842 Troisdorf

ISBN 978-3-427-**31031**-0

Inhalt

Vorwort

Die Lebenserwartung der Bevölkerung ist in den vergangenen Jahrzehnten ständig gestiegen. Mit der höheren Lebenserwartung steigt jedoch auch die Gefahr krank zu werden. Dabei kann der ältere Mensch von einer, aber auch von mehreren Krankheiten gleichzeitig betroffen sein (Multimorbidität).

Aufgrund der medizinischen Forschung und therapeutischen Möglichkeiten ist es schwierig geworden, den Überblick über Ursachen und Folgen sowie Pflege und Therapie von typischen Krankheiten im Alter zu behalten. Anatomie und Physiologie eines Organs, Beeinflussung und Wechselwirkung der einzelnen Organe untereinander sowie das Zusammenspiel aller Organe kennzeichnen das Organsystem MENSCH. Den Menschen jedoch nicht nur als Organsystem, sondern auch in seiner Ganzheitlichkeit zu sehen, erhöht das Bedürfnis nach Grundkenntnissen über diese komplizierten Sachverhalte.

Mit der Darstellung ausgewählter Krankheitsbilder zu Erkrankungen verschiedener Organe soll es Schülerinnen und Schülern in der Alten- und Krankenpflege sowie allen interessierten Personen gelingen, sich im Überblick das wesentliche Wissen über die typischen Krankheiten im Alter anzueignen bzw. zu rekapitulieren. Zudem eignet sich „Krankheiten im Alter" zur Vorbereitung auf Prüfungen, aber auch zur Begleitung in der pflegerischen Praxis. Die Spiralheftung, der feste, strapazierbare Einband sowie die Tatsache, dass jedes Krankheitsbild auf einer neuen Seite beginnt, unterstützen den Einsatz bei der Pflege vor Ort. Das vorliegende Werk will und kann jedoch das Studium und spezielle Fachwissen über einzelne Krankheiten nicht ersetzen.

„Krankheiten im Alter" soll einen Beitrag leisten, im Pflegealltag korrekt und effektiv zu handeln. So können Folgeschäden vermieden, Kosten gesenkt und die Lebensqualität des älteren Menschen gefördert werden.

Aufbau und Form unterstützen das Ziel des schnellen Überblicks. So sind die einzelnen Krankheiten einem Organ bzw. Organsystem zugeordnet. Zu jedem Organ werden vorab die anatomischen Gegebenheiten kurz skizziert sowie Informationen über die physiologischen Abläufe vorgestellt.

Jedes einzelne Krankheitsbild ist zur besseren Orientierung klar, einheitlich und übersichtlich aufgebaut:

- Definition des Krankheitsbildes,
- Beschreibung der Entstehung,
- Auflisten von Ursachen,
- Darstellung des Verlaufs,
- Auflisten der Symptome,
- Durchführung der Pflege,
- Darstellung von Therapie und Behandlung nach ärztlicher Verordnung (AVO),
- wichtige Hinweise und Besonderheiten,
- Darstellung von Komplikationen,
- Hinweise zur Prognose,
- Ergänzung und Verdeutlichung der Krankheitsbilder durch Abbildungen und Tabellen.

Zum besseren Leseverständnis wird der erkrankte Mensch als „Patient" in der männlichen Form bezeichnet ebenso der Arzt; selbstverständlich ist unter beiden Beschreibungen auch immer die weibliche Form eingeschlossen.

„Krankheiten im Alter – Ursachen, Pflege und Therapie" erscheint als Ergänzung zu dem Buch „Kompetent pflegen nach Standard", Bestellnummer 31030, Bildungsverlag EINS, Troisdorf. Beide Werke basieren auf dem Leitgedanken einer ganzheitlichen, individuellen und aktivierenden Pflege.

Gabriele Haß

Dipl. Pflegepädagogin (FH) und Lehrerin für Fachpraxis

Hinweise zur Handhabung

Die einzelnen Krankheitsbilder sind einem Kapitel zugeordnet. Dieses beginnt immer mit Abbildungen und kurzen Informationen über die anatomischen Grundlagen des betroffenen Organs bzw. der betroffenen Organe oder des Organsystems.

Um sich über die jeweiligen Krankheitsbilder schnell einen Überblick verschaffen zu können, sind alle Krankheitsbilder gleich aufgebaut:

Krankheitsbild

- Definition des Krankheitsbildes
- Beschreibung der Entstehung
- Auflisten von Ursachen
- Darstellung des Verlaufs

Symptome
- Typische Krankheitszeichen werden tabellarisch aufgelistet.

Pflege
- Hinweise zum Pflegeverständnis und zu allgemeinen pflegerischen Maßnahmen
- Spezifische pflegerische Maßnahmen zum Heilen und Lindern der Erkrankung
- Prophylaktische Maßnahmen zur Vorbeugung von Folgeschäden

Therapie und Behandlung nach AVO (ärztlicher Verordnung)
- Wirkstoffgruppen (Medikamente)
- Therapeutische Maßnahmen
- symptombezogene Behandlung

! Besonderheiten und wichtige Hinweise

Komplikationen

Prognose

Zusätzliche interessante Hinweise zum Krankheitsbild, die sich im Anhang befinden.

Abbildungen und **Tabellen** ergänzen und verdeutlichen die Ausführung der Krankheitsbilder.

Hinweise zum Pflegeverständnis und zu allgemein pflegerischen Maßnahmen

Ziele bei der Versorgung von Patienten

✓ Patient akzeptiert seine Erkrankung und ist kompliant.
✓ Die Ressourcen sind gefördert oder bleiben erhalten.
✓ Folgeschäden ist vorgebeugt.
✓ Die Erkrankung ist geheilt oder gelindert.
✓ Der Patient hat keine Schmerzen.
✓ Die Angehörigen unterstützen die Pflegemaßnahmen.
✓ Das Selbstwertgefühl ist gesteigert.
✓ Die Lebensqualität ist verbessert.

Pflege unter dem ganzheitlich personen-orientierten, aktivierenden Aspekt durchführen:

- Beziehung aufbauen.
- Vertrauen herstellen.
- Zuwendung geben.
- Ressourcen fördern und erhalten.
- Selbsthilfetraining ohne Zeitdruck, bei voller Konzentration, mit Lob durchführen. Erfolgserlebnisse aufzeigen.
- Ruhepause bei Ermüdung einlegen.
- Angemessen verbal und nonverbal kommunizieren.
- Geduld haben.
- Ausreichend Flüssigkeit zuführen. Krankheitsbild beachten.
- Angehörige anleiten und bei der Pflege integrieren.
- Grundsätze bei der Durchführung von Prophylaxen beachten (s. S. 204).
- Maßnahmen zur Pneumonieprophylaxe durchführen (s. S. 205).
- Maßnahmen zur Dekubitusprophylaxe durchführen (s. S. 206).
- Maßnahmen zur Intertrigoprophylaxe durchführen (s. S. 207).
- Maßnahmen zur Kontrakturenprophylaxe durchführen (s. S. 207).
- Maßnahmen zur Thrombo-Embolie-Prophylaxe durchführen (s. S. 208).
- Maßnahmen zur Soor- und Parotitisprophylaxe durchführen (s. S. 208).
- Maßnahmen zur Obstipationsprophylaxe durchführen (s. S. 209).

! Ein kompetenter Umgang mit Patienten beginnt mit

- der Kenntnis seiner Biografie und dem Erstellen von Pflegediagnosen,
- der Anerkennung seiner Ganzheitlichkeit und der Anerkennung als gleichberechtigter Partner,
- Förderung und Erhaltung der Selbstständigkeit,
- Empathie.

1. Anatomie: Das Auge

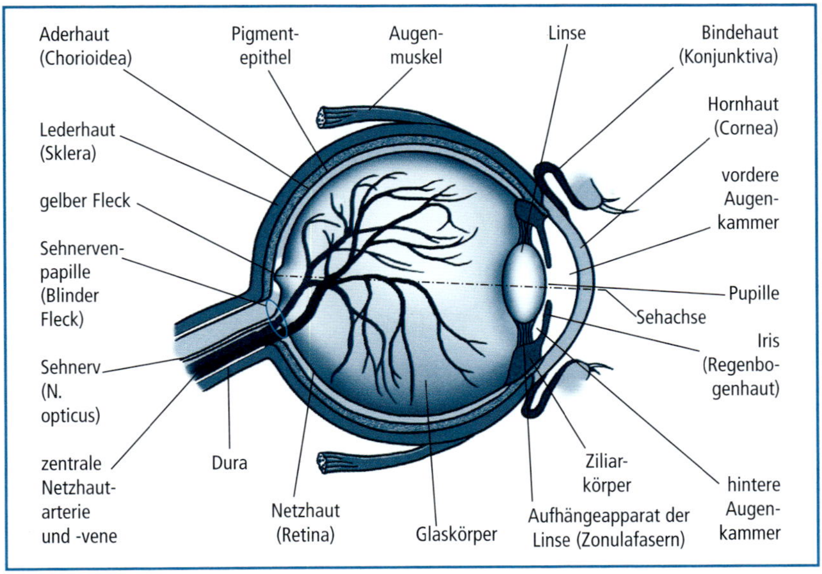

Der Augapfel (Bulbus oculi) besteht aus drei Schichten und verschiedenen Bestandteilen:

- **Äußere Augenhaut:** ***Lederhaut*** *(Sklera), die vorne in die* ***Hornhaut*** *(Cornea) übergeht und dem Augapfel seine Form gibt.*
- **Mittlere Augenhaut:** ***Aderhaut*** *(Chorioidea), die im vorderen Bereich in den* ***Ziliarkörper*** *(Corpus ciliare) übergeht, reich an Blutgefäßen ist und die Netzhaut mit Nährstoffen versorgt. An den bindegewebigen Fasern des Corpus ciliare ist die* ***Linse*** *aufgehängt, deren Krümmungszustand sich zum Nah- und Fernsehen verändert (Akkommodation).*
- **Innere Augenhaut:** ***Netzhaut*** *(Retina) mit den* ***Sinneszellen*** *(****Zapfen****, die die Farbunterschiede und die* ***Stäbchen****, die die Helligkeitsstufen wahrnehmen) und dem* ***Pigmentepithel****, das die Netzhaut umkleidet und den Stoffwechsel zwischen Netz- und Aderhaut unterstützt.*
  Der ***gelbe Fleck*** *(Macula lutea) enthält zahlreiche Zapfen und gilt somit als der Ort des schärfsten Sehens. Er liegt direkt gegenüber der optischen Augenachse (Sehachse), die als Gerade durch den Krümmungsmittelpunkt von Hornhaut und Pupille geht.*
  Die Lichtempfindlichkeit der Netzhaut passt sich der äußeren Helligkeit an: Bei blendendem Licht wird die Lichtempfindlichkeit herabgesetzt, bei dunklem Licht wird die Lichtempfindlichkeit gesteigert (Hell-Dunkel-Adaptation).
  Der ***blinde Fleck****, die Austrittsstelle des Sehnervs, enthält weder Zapfen noch Stäbchen, sodass hier das Sehvermögen völlig fehlt.*

2. Hordeolum (Gerstenkorn)

Krankheitsbild

Akute, eitrige Infektion der Talg-, Schweiß- oder Meibom-Drüsen des Augenlids mit rascher Ausbildung eines Abszesses innerhalb weniger Tage

Hordeolum externum: Äußeres Gerstenkorn im Lidkanten- oder Wimpernbereich
Hordeolum internum: Inneres Gerstenkon an der Lidinnenseite

Ursachen:
- Bakterien, wie z. B. Staphylokokken

Symptome
- Rötung
- Schwellung
- starke Schmerzen
- Abszess an der Lidkanten oder Lidinnenseite
- beeinträchtigtes Allgemeinbefinden

Pflege
- Trockene Wärme, z. B. Rotlicht anwenden.

Therapie und Behandlung
- Antibiotische und desinfizierende Augensalbe verabreichen, um einer Ausbreitung der Infektion vorzubeugen.
- Evtl. Stichinzision durchführen, damit der Eiter abfließen kann.

! Trockene Wärme hemmt anfangs die Weiterentwicklung des Gerstenkorns, kann aber später die Ausbildung beschleunigen.

Bei Sekretion keinen Verband anlegen, um einen Sekretstau zu vermindern.

Bei Rezidiven Diabetes mellitus ausschließen.

Prognose: Häufig öffnet sich das Gerstenkorn nach einigen Tagen von selbst und heilt komplikationslos ab.

3. Chalazion (Hagelkorn)

Krankheitsbild

Chronische Infektion der Talgdrüsen im Ober- und Unterlid

Ursachen:
- nicht immer bekannt
- Bakterien, wie z. B. Streptokokken
- Sekretstau in den Ausführungsgängen der Drüsen

Symptome
- Harter, nicht verschiebbarer, hagelkorngroßer Knoten des Lides
- Spannungsgefühl
- keine Druckempfindlichkeit
- keine Schmerzen

Pflege
- Auge hygienisch versorgen.
- Infektionsprophylaxe durchführen.

Therapie und Behandlung nach AVO (ärztlicher Versorgung)
- Operative Entfernung des Hagelkorns, ambulant möglich.
- Wunde mit antibiotischem Augensalbenverband versorgen.

! Kleinere Hagelkörner heilen mitunter von selbst, wobei die Infektion an anderer Stelle wieder auftreten kann.

4. Konjunktivitis (Bindehautentzündung)

Krankheitsbild

Akute oder chronische Infektion der Bindehaut beider Augen, wobei häufig die Lidränder mitbeteiligt sind (Blepharokonjunktivitis)

Ursachen:
infektiöse Konjunktivitis:
- Bakterien, wie z. B. Pneumo-, Strepto- oder Staphylokokken
- Chlamydien
- Pilze
- Viren (Keratokonjunktivitis epidemica)

nicht-infektiöse Konjunktivitis:
- Fremdkörper
- chemisch-physikalische Reize, wie z. B. Tabakrauch, Staub
- Allergien
- unbehandelte Brechungsfehler
- unzureichende Tränenflüssigkeit

Symptome
- Jucken, Brennen
- Fremdkörpergefühl
- geringe bis mäßige Schmerzen
- Lichtempfindlichkeit
- Tränenfluss
- wässrige, schleimige oder eitrige Sekretion
- krampfhafter Lidschluss
- gerötete Bindehaut
- geschwollene Augenlider

Pflege
- Bei virenbedingter Keratokonjunktivitis epidemica den Patienten isolieren.
- Absolut hygienisch mit Pflegematerialien (z. B. Augentropfen und -salben oder Kontaktlinsen) umgehen.

Therapie und Behandlung nach AVO (ärztlicher Verordnung)
- Bindehautabstrich, um Erreger und Resistenz zu bestimmen.
- Ursache therapieren:
  - antibiotikahaltige Augentropfen oder Salbe verabreichen,
  - evtl. systemische Therapie durchführen,
  - „künstliche Tränen" verabreichen.

! Stets muss der Augenarzt abklären, ob die Hornhaut mitbetroffen ist (Keratokonjunktivitis), um einer dauerhaften Sehverschlechterung durch Hornhauttrübung vorzubeugen.

Keine Verbände anlegen, um einer Keimvermehrung vorzubeugen.

Eine Sonderform ist das Krankheitsbild **Trachom** (Körnerkrankheit, ägyptische Augenkrankheit):
- ausgelöst durch Chlamydia trachomatis Typ A-C,
- übertragen durch Fliegen und mangelhafter Hygiene,
- weltweit häufigste Erblindungsursache,
- meldepflichtig in Deutschland.

Akute allergische Konjunktivitis:
- häufiges Auftreten im Frühjahr und im Sommer,
- häufig kombiniert mit einem allergischen Schnupfen.

5. Glaukom (Grüner Star)

Krankheitsbild

Schleichende Schädigung des Sehnervs durch erhöhten Augeninnendruck. Die Druckzunahme wirkt auch auf die zuleitenden Gefäße des Sehnervenkopfes ein und führt zu einer Versorgungsstörung mit nachlassender Funktion des Sehnervs.

– Zählt zu den häufigsten Erblindungsursachen.

Ursachen:
– Abflussbehinderung des Kammerwassers
– Durchblutungsstörungen

Formen:
– **Primäres Glaukom:** Chronisches Winkelblockglaukom (s. S. 18), Offenwinkelglaukom (s. S. 19)

– **Sekundäres Glaukom:** Folge von
  • Prellungen, Verätzungen des Augapfels
  • Entzündungen, wie z. B. Iridozyklitis
  • fortgeschrittenem Diabetes mellitus
  • lang dauernder, hoch dosierter Kortikoidtherapie

– **Angeborenes, kongenitales Glaukom (Buphthalmus):** Angeborene Vergrößerung des Augapfels durch eine Fehlbildung der Winkel in der vorderen Augenkammer, die zu einer Abflussbehinderung des Kammerwassers mit nachfolgendem Druckanstieg im Auge führt.

– **Akutes Winkelblockglaukom (akutes Glaukom, Glaukomanfall):** Die Vorderkammer ist so flach, dass die vorgewölbte Iris (Regenbogenhaut) den Abfluss des Kammerwassers durch das Trabekelwerk[1] behindert, z. B. bei psychischer Erregung, durch pupillenerweiternde Medikamente oder Allgemeinnarkosen.

1 vgl. Trabekulektomie, S. 219

Symptome
– **Primäres Glaukom:**
  • langsam fortschreitende Gesichtsfeldeinschränkungen
  • Blindheit
– **Sekundäres Glaukom:**
  • rasch eintretende Gesichtsfeldeinschränkung
  • Sehnervenschädigung
  • Glaukomanfall durch eine akute Verlegung des Kammerwinkels, wie z. B. nach einer Augenoperation

Pflege
- Sicherheit vermitteln.

Therapie und Behandlung nach AVO (ärztlicher Verordnung)
- **Primäres Glaukom:**
  - Chronisches Winkelblockglaukom (s. S. 18)
  - Offenwinkelglaukom (s. S. 19)
- **Sekundäres Glaukom:**
  - Ursache therapieren.
  - Augeninnendruck senken.

> **!** Unbehandelt führt das Glaukom zur Erblindung.
>
> Ab dem 40. Lebensjahr Augeninnendruck messen lassen in Kombination mit der Untersuchung des Augensehnervs.
>
> Der normale Augeninnendruck liegt bei 15-22 mmHg und schwankt im Tagesverlauf um höchstens 4 mmHg mit einem Maximum am Morgen.
>
> Das Gehirn hat die Fähigkeit, fehlende Bilder zu kompensieren, wodurch die Sehschärfe lange normal und das Krankheitsbild unerkannt bleibt.
>
> Viele Medikamente dürfen bei Glaukom nicht eingenommen werden; deshalb den Arzt über Medikamenteneinnahme informieren.
>
> Beim akuten Winkelblockglaukom (s. S. 18)
> - treten neben starken Schmerzen im Auge (mit dumpfer Ausstrahlung in den gesamten Trigeminusbereich sowie in den Körper) Übelkeit und Erbrechen auf; dies kann so heftig sein, dass eine Baucherkrankung vermutet wird,
> - muss die Therapie sofort einsetzen.

6. Chronisches Winkelblockglaukom (Chronisches Engwinkelglaukom, drohendes Winkelblockglaukom, chronisch-kongestives Glaukom)

Krankheitsbild

Die vordere Augenkammer ist so flach, dass die vorgewölbte Iris (Regenbogenhaut) den Abfluss des Kammerwassers durch den Kammerwinkel behindert. Der Augeninnendruck schwankt stark.

Ursachen:
- Weitsichtigkeit mit zu kurzem Augapfel und einem zu engen Kammerwinkel

Symptome
- Newton-Ringe
- Nebelsehen
- Schleiersehen
- Kopfschmerzen
- Augenrötung

Pflege
- Sicherheit vermitteln.

Therapie und Behandlung
- Augentropfen zur Pupillenverengung verabreichen, um eine Blockade des Kammerwinkels durch Neubildung von Kammerwasser zu verhindern.
- Basale Iridektomie (Entfernung eines kleines Irisstückchens an der Irisbasis), um eine direkte Verbindung zwischen Hinter- und Vorderkammer zu schaffen und die Blockade durch die vorgewölbte Linse zu umgehen.

! Wenn der Kammerwasserabfluss vollständig blockiert ist, kann sich als **Komplikation** jederzeit ein akutes Winkelblockglaukom (Glaukomanfall, s. S. 17) entwickeln:
- leichte bis bedrohliche Zunahme der Sehverschlechterung,
- Sehen farbiger Ringe,
- stärkste Schmerzen am Auge,
- Übelkeit,
- Erbrechen.

7. Offenwinkelglaukom (Glaucoma simplex, Weitwinkelglaukom, einfaches chronisches Glaukom)

Krankheitsbild

Missverhältnis zwischen Produktion und Abfluss des Kammerwassers bei normal weitem Kammerwinkel

Ursachen:
– vgl. chronisches Winkelblockglaukom, (s. S. 18)

Symptome
– anfangs keinerlei Beschwerden, wie z. B. Kopf- oder Augenschmerzen
– erst im Spätstadium irreversibler Sehverlust, wenn die Gesichtsfelddefekte das zentrale Sehen erfasst haben.

Pflege
– Sicherheit vermitteln.

Therapie und Behandlung
– Medikamentöse Therapie mittels lokaler Anwendung von ß-Blocker durchführen.
– Operative Therapie durchführen:
  • Goniotrepanation,
  • Trabekulektomie,
  • Lasertrabekulotomie,
  • Zyklokryothermie.

! Nach neueren Erkenntnissen ist nicht immer ein erhöhter Augendruck ausschlaggebend für das Krankheitsbild.

Ab dem 40. Lebensjahr den Augeninnendruck messen lassen, kombiniert mit einer Untersuchung des Augensehnervs.

Bei bestimmten Erkrankungen, wie z. B. Asthma bronchiale oder Herzrhythmusstörungen, keine Betarezeptorenblocker als Augentropfen verabreichen.

8. Katarakt (Grauer Star)

Krankheitsbild

Altersbedingte, schmerzlose, langsam fortschreitende Trübung der Augenlinse. Die trübe Linse wiederum verursacht eine Streuung der einfallenden Lichtstrahlen, sodass kein klares Bild mehr erzeugt werden kann. Die Linse verliert außerdem die Fähigkeit zur Akkommodation.

Rindenstar: Die Linsenkapsel ist betroffen.
Kernstar: Der Linsenkern ist betroffen und kommt häufig bei Kurzsichtigen vor.

- weltweit die häufigste Augenerkrankung
- in Deutschland die häufigste durchgeführte Operation
- Auftreten vor allem ab dem 60. bis 70. Lebensjahr
- für den Beobachter sind die Trübungen zu erkennen, erst als kleine Partikel, dann als völlige Trübung

Ursachen:

Angeboren:
- Vererbung
- Folge einer (Virus-)Infektion der Mutter während der Schwangerschaft, wie z. B. Röteln

Erworben:
- natürlicher Alterungsprozess, wobei Veränderungen der Linseneiweiße zu einer verminderten Lichtdurchlässigkeit und einer Streuung der einfallenden Lichtstrahlen führen (Cataracta senilis).
- Augenverletzungen, wie z. B. Augenprellungen (Kontusionskatarakt)
- Entzündungen des Augeninneren und anderen Augenerkrankungen, wie z. B. Glaukom (s. S. 16), Diabetische Retinopathie (s. S. 24)
- Stoffwechselerkrankungen, wie z. B. Diabetes mellitus (s. S. 144), Niereninsuffizienz (s. S. 160, 163)
- Verschiedene Haut- und Muskelerkrankung, wie z. B. Neurodermitis
- intensive UV-Strahlung, starke Wärmebelastung (Wärmestar)
- Starkstromunfall (Blitzstar)
- Röntgenbestrahlung im Augenbereich (Strahlenstar)
- Medikamente, wie z. B. Glukokortikoide

Symptome

- Vollständig durchgetrübte Augenlinse, Eindruck einer weißen Pupille (Leukokorie)
- Teile des Linsenkerns oder der Rinde sind getrübt.
- langsam fortschreitende Sehverschlechterung
- Schleiersehen
- Nebelsehen
- unscharfes Sehen
- Farbensehen, Konstrastwahrnehmung ist reduziert.
- Blendungsempfindlichkeit nimmt zu, Blendungserscheinungen bei Tageslicht, v.a. nachts während des Autofahrens und bei Regen

> **!** **Kernstar:** Kurzsichtigkeit, die dazu führen kann, dass Alterssichtige wieder ohne Brille sehen können.

Pflege

- Sicherheit vermitteln.
- Information über die Umgebung und die Situation geben.

Therapie und Behandlung nach AVO (ärztlicher Verordnung)

- Grunderkrankung therapieren, um die Katarakt in der Entwicklung aufzuhalten.
- Ausschließlich operative Therapie möglich, wobei die getrübte Linse durch eine Kunststofflinse (Faltlinse) ersetzt wird, die sich im Kapselsack des Auges zur vollen Größe entfalten wird.
- Phakoemulsifikation durchführen.

> **!** In der Dämmerung können die Betroffenen besser sehen, weil sie bei weiter Pupille an der meist zentral gelegenen Trübung vorbeischauen können und die Lichtstreuung geringer ist.

9. Altersabhängige Makuladegeneration (AMD)

Krankheitsbild

Erkrankung der Retina an der Stelle des gelben Flecks, die Stelle des schärfsten Sehens. So kommt es zu einem Verlust der zentralen Sehschärfe, wodurch das Umfeldsehen erhalten bleibt, sodass der Betroffene sein Orientierungsvermögen behält und Lesen mit einer Lupe möglich ist. Ablagerungen unter der Netzhaut bewirken, dass Gefäße einsprießen und die Sinneszellen in der Makula absterben. Ein plötzlicher Sehverlust ist möglich.

- Bei ca. 30 % aller 75- bis 85jährigen Menschen
- in den nächsten 25 Jahren wird mit einer Verdreifachung gerechnet

Ursachen:
- Verbrauch der lichtempfindlichen Teile der Zapfen durch Lichteinwirkung, die ständig verbraucht, abgestoßen und abtransportiert werden. Neue Membranscheibchen wachsen nach. Es wird vermutet, dass das Auge mit zunehmendem Alter das Entsorgen der Abfallprodukte in der Makula nicht mehr leisten kann.
- Gefährdet sind Personen mit
  - hell pigmentierten Augen,
  - Hypertonie,
  - Nikotinabusus,
  - fehlenden Betacarotinoide.
- Selten:
  - Medikamentenvergiftung (Chloroquin)
  - bestimmte Netzhauterkrankungen
  - starke Kurzsichtigkeit
  - Vererbung

Formen
- **Trockene AMD:** Stoffwechselablagerungen
- **Feuchte AMD:** abnormale Gefäßneubildungen unter der Netzhaut im Bereich des gelben Flecks

Symptome

Trockene AMD:
- erste Anzeichen beim Lesen spürbar
- Unschärfe
- verschwommene Flecken oder graue Schatten, die mitten im Schriftbild größer werden.

Feuchte AMD:
- Die Netzhaut schwillt durch das Austreten von Flüssigkeit aus diesen Gefäßen an.
- verbogenes und verzerrtes Bild

Pflege
- Vergrößernde Sehhilfen anbieten.

Therapie und Behandlung nach AVO (ärztlicher Verordnung)
- evtl. Lasertherapie, um die Verschlechterung des Sehens zu verlangsamen.

! Eine trockene AMD verläuft langsam.
- Ca. 80 % der Betroffenen leiden unter dieser Form.

Eine feuchte AMD kann sich aus einer trockenen entwickeln:
- Wichtig ist die Früherkennung.
- Keine Heilung möglich, der Krankheitsverlauf kann aber durch verschiedene Therapien verlangsamt werden.

10. Diabetische Retinopathie

Krankheitsbild

Folgeerkrankung des Diabetes mellitus. Die dauerhafte Erhöhung des Blutzuckers schädigt die Gefäße der Netzhaut. Ein Teil der Gefäße geht zu Grunde, andere werden für Blutbestandteile und Blut durchlässig. Es kommt immer wieder zu Blutungen und Gefäßwucherungen.

- Häufigste Erblindungsursache im erwerbsfähigen Alter.

Zwei Formen der Diabetischen Retinopathie:

- **Die einfache (nichtproliferative) Retinopathie:** kleine, herdförmige Gefäßveränderungen, kleine Blutungen in der Netzhaut, Ablagerung von Fettsubstanzen
- **Die fortgeschrittene (proliferative) Retinopathie:** Es bilden sich neue Blutgefäße, die in das Auge hineinwachsen und Ursache schwerer Blutungen des Augeninneren sein können, mit der Folge der Netzhautablösung und Erblindung.

Symptome

- Sehverschlechterung
- Erblindung

Pflege

- Alkohol- und Nikotinkarenz einhalten.
- Gewicht regelmäßig kontrollieren.
- Blutzucker regelmäßig kontrollieren.

Therapie und Behandlung nach AVO (ärztlicher Verordnung)

- Medikamentöse Therapie durchführen.
- Laserkoagulationstherapie durchführen.
- Blutzucker optimal einstellen.

! Einmal im Jahr ein augenärztliches Konzil einholen.

Die Früherkennung nimmt eine wichtige Rolle ein.

Diabetische Makulopathie: Flüssigkeitseinlagerung in den gelben Fleck mit Sehschärfeminderung.

Bei wiederholt auftretenden oder sich nicht auflösenden Blutungen in den Glaskörper muss dieser operativ entfernt werden.

1. Anatomie: Das Ohr

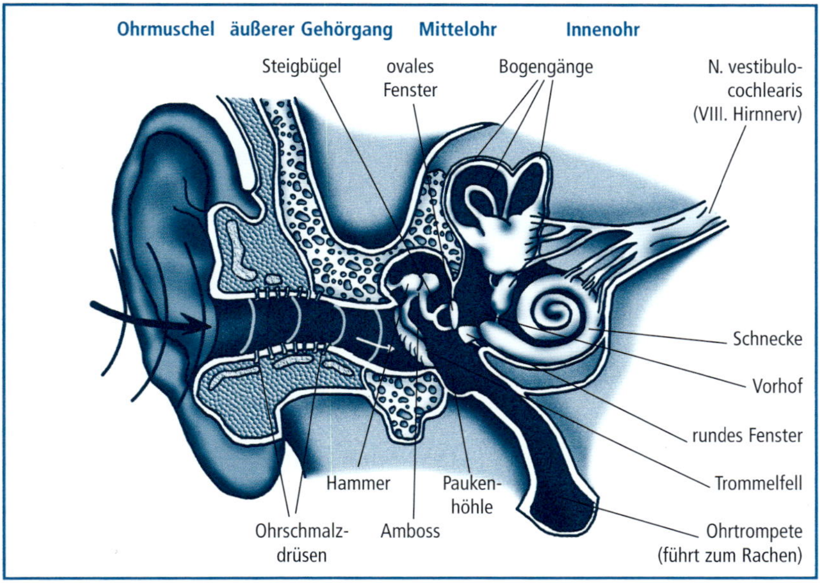

Das Ohr, gegliedert in Ohrmuschel, äußerer Gehörgang, Mittelohr und Innenohr und deren Bestandteilen

- Das Trommelfell am Ende des äußeren Gehörgangs wird von den Schallwellen, die die Ohrmuschel aufgenommen hat, in Schwingungen versetzt.
- Schallwellen sind Luftschwingungen, die sich wellenförmig ausbreiten.
- Diese Schwingungen werden im Mittelohr durch die drei Gehörknöchelchen Hammer, Amboss und Steigbügel auf das Innenohr übertragen.
- Der Steigbügel leitet die Schwingungen über das ovale Fenster an die mit Flüssigkeit (Lymphe) gefüllten Schneckengänge.
- Je nach Frequenz und Lautstärke werden die Schwingungen unterschiedlich weit verbreitet.
- Sinneszellen mit Haarfortsätzen nehmen das Schwingungsbild auf und setzen es in einen Nervenreiz um.
- Dieser Nervenreiz wird von den Nervenfasern des Gehörnervs (Nervus vestibulocochlearis = 8. Hirnnerv) zum Gehirn weitergeleitet.
- Das gesunde Ohr hört Schall mit Frequenzen zwischen 16 Hz und 20000 Hz (Schwingungen pro Sekunde).

2. Otitis media chronica mesotympanalis (Chronische Mittelohrentzündung)

Krankheitsbild

Fortlaufende, bakteriell verursachte Entzündung des Mittelohrraumes, welche die Ausbildung lufthaltiger Zellen (Pneumatisation) des Warzenfortsatzes hemmt.

Ursachen:

- Belüftungsstörungen der Ohrtrompete (Tubenventilationsstörung)
- Trommelfellperforation, die sich nicht spontan schließt

Symptome

- dauerhafter Trommelfelldefekt
- eitriger Ausfluss aus dem Ohr
- Schwerhörigkeit
- Knocheneiterung mit Schädigung der Gehörknöchelchen durch langanhaltende Schleimhauteiterung im Mittelohr
- Hörverlust
- Schmerzen nur bei einer aufgepfropften akuten Mittelohrentzündung

Pflege

- Außenohr sauber halten.
- Weitere Entzündungen durch zusätzliche Krankheitserreger, wie z. B. Bade- oder Duschwasser, vermeiden.

Therapie und Behandlung nach AVO (ärztlicher Verordnung)

- Antibiotika verabreichen.
- Trommelfelldefekt durch eine Tympanoplastik im entzündungsfreien Intervall schließen.
- Evtl. Gehörknöchelchen operativ wiederherstellen.

! Erreger durch einen Abstrich bestimmen.

Hörtest durchführen.

Als **Komplikation** kann sich ein Cholesteatom ausbilden.

3. Hörsturz

Krankheitsbild

Plötzlich auftretende, einseitige Schwerhörigkeit bis Taubheit, häufig von Ohrgeräuschen begleitet, ohne Schwindelsymptomatik.

Ursachen:

- Durchblutungsstörungen im Innenohr durch
  - Herzerkrankungen
  - Blutdruckschwankungen
  - Erkrankungen der Halswirbelsäule
  - Virusinfekte
  - allergische Reaktionen
- psychische Belastungen, wie z. B. Stress

Symptome

- meist einseitiger Hörverlust
- Ohrgeräusche

Pflege

- Bettruhe einhalten.
- Bei der Körperpflege unterstützen.
- Blutdruck und Puls regelmäßig kontrollieren.
- Ruhige Atmosphäre schaffen.
- Anstrengende Besuche einschränken.

Therapie und Behandlung nach AVO (ärztlicher Verordnung)

- Infusionstherapie mit durchblutungsfördernden Medikamenten durchführen.
- Kortikoide verabreichen.

! Nach neuen Erkenntnissen gilt der Hörsturz als ein Symptom, das bei verschiedenen Erkrankungen auftreten kann.

Ein Hörsturz ist ein Notfall, der die sofortige stationäre Krankenhausaufnahme erfordert.

Die **Prognose** ist umso günstiger, je früher die Therapie einsetzt.

Differentialdiagnostisch ist ein Akustikusneurinom auszuschließen, das mit wiederholten Hörstürzen einhergeht.

Nach dem Krankenhausaufenthalt Stresssituationen vermeiden.

4. Morbus Menière

Krankheitsbild

Flüssigkeitsansammlung im Innenohr durch Riss der Membran zwischen Endo- und Perilymphe.

Ursachen:
- ungeklärt
- Diskutiert wird eine Störung des osmolaren Gleichgewichts zwischen Endo- und Perilymphe, die eine Flüssigkeitsansammlung (Hydrops) im Innenohr verursacht.

Auslöser:
- Durchblutungsstörungen
- psychische Belastungen
- Wetterumschwung

Symptome
- Plötzlich einsetzender Drehschwindel, der Minuten bis Stunden anhält
- Übelkeit, Erbrechen
- Ohrgeräusche, meistens auf einem Ohr
- Schwerhörigkeit, verbunden mit Doppelhören

Pflege
- Maßnahmen zur Sturzprophylaxe durchführen, wie z. B.
  - Patient nicht alleine aufstehen lassen,
  - Rufanlage in erreichbarer Nähe platzieren,
  - Nachtstuhl bereitstellen.
- Aspiration von Erbrochenem vorbeugen.
- Nierenschale und Zellstoff bereitstellen.
- Bei Erbrechen auf ausreichende Flüssigkeitszufuhr achten.
- Patient beobachten:
  - psychischer Zustand
  - Vitalzeichen, wie z. B. Puls, Blutdruck.

Therapie und Behandlung nach AVO (ärztlicher Verordnung)
- Antiemetika verabreichen.
- Durchblutungsfördernde Medikamente verabreichen.
- In schweren Fällen das Gleichgewichtsorgan des Innenohres medikamentös, z. B. mit Gentamycin ausschalten.
- Den Gleichgewichtsnerv durchtrennen.

- Eine operative Öffnung des Innenohres (Saccotomie) ist umstritten.
- Eine operative Entfernung von Innenohranteilen (häutiges Labyrinth) wird nur bei Gehörlosigkeit durchgeführt.

> **!** Im Frühstadium ist eine Normalisierung des Hörvermögens möglich.
>
> Mit zunehmender Krankheitsdauer und rezidivierenden Anfällen nimmt das Hörvermögen ab.

5. Presbyakusis (Altersschwerhörigkeit)

Krankheitsbild

Meist beidseitige Verminderung des Hörvermögens durch eine Beeinträchtigung der Schallempfindung im Innenohr (Schallempfindungsschwerhörigkeit) aufgrund von physiologischen Alterungsprozessen.

Ursachen:
- Abbau der Hörsinneszellen und des Hörnervs
- altersbedingte Kreislauf- und Stoffwechselerkrankungen
- Umwelteinflüsse, wie z. B. jahrelange Lärmbelästigung

Symptome
- Hörverlust für hohe Töne (Hochtonschwerhörigkeit)
- erschwertes Sprachverständnis
- Hörminderung bei Nebengeräuschen oder bei Gruppengesprächen
- psychische Veränderungen, wie z. B. die Entwicklung von Wahnvorstellungen oder Misstrauen
- verändertes soziales Verhalten, wie z. B. Rückzug und Isolation

Pflege
- Empathiefähigkeit zeigen, Geduld signalisieren.
- Nicht laut, sondern deutlich und langsam sprechen.
- Bezüglich Hörgerät beraten.
- Bei Tragen eines Hörgerätes:
  - Funktionsfähigkeit des Hörgerätes überprüfen.
  - Auf korrekten Sitz der Otoplastik (Ohrpassstück) im äußeren Gehörgang achten.
  - Beim Einsetzen Hörgerät ausschalten oder auf minimale Lautstärke einstellen, um ein Pfeifen zu verhindern.
  - Bei Hinter-dem-Ohr-Geräten Schallschlauch ohne Knick über die Ohrmuschel legen.
  - Auf korrekte Einstellung des Hörgerätes achten.
  - Hörgerät pflegen.
- Technische Hörhilfen, wie z. B. Fernsehprogramm mit Untertitel, Informationstafeln und Schrifttafeln anbieten.

Therapie und Behandlung nach AVO (ärztlicher Verordnung)
- Hörgerät verordnen.

! Alterschwerhörigkeit ist ein Begleitsymptom des Alters und lässt sich nicht heilen.

Erkrankungen des Kreislaufs und der Gefäße

1. Anatomie: Das Kreislaufsystem

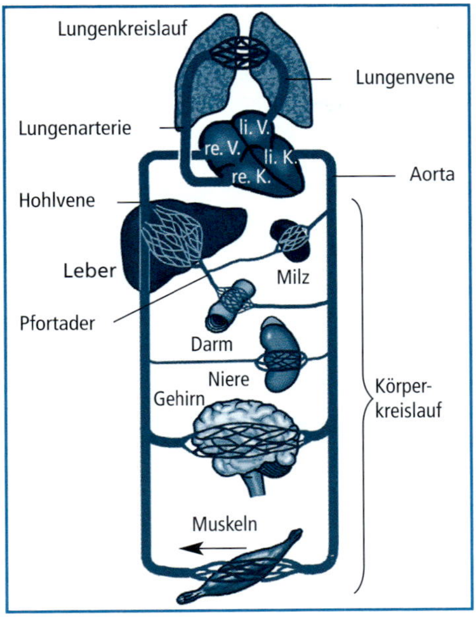

Das Gefäßkreislaufsystem besteht aus:

- **Körperkreislauf**, *der in der linken Herzkammer beginnt und im rechten Vorhof des Herzens endet (s. u.).*
- **Lungenkreislauf**, *der in der rechten Herzkammer beginnt und im linken Vorhof des Herzens endet (Die Lunge, s. S. 65).*
- **Herz** *zur Aufrechterhaltung der beiden Kreisläufe (s. S. 51)*

Mit dem Blut

- wird Sauerstoff aus der Lunge in die Zellen transportiert, Kohlendioxid wird aus den Zellen aufgenommen und zur Abatmung in die Lunge gebracht,
- werden die Organe mit Nährstoffen, wie Glucose, Proteine, Lipide sowie Wasser und Elektrolyten versorgt und schädliche Stoffwechselendprodukte sowie Wasser und Elektrolyte abtransportiert.

Das Gefäßsystem besteht aus:

- **Arterien:** Gefäße, die das Blut vom Herzen weg ins Gewebe transportieren. Ihre Gefäßwand besteht aus Intima, Media und Adventitia, um den hohen Blutdruck des Herzens weiter aufrecht erhalten zu können.
- **Venen:** Gefäße, die das Blut aus dem Gewebe zurück zum Herzen transportieren. Ihre Media enthält kaum glatte Muskelfasern. Der Bluttransport erfolgt durch die umgebenden Skelettmuskeln, die Venenklappen, den Gewebsdruck und den Sog des Herzens.
- **Kapillaren:** Extrem feine Gefäße, bestehend aus einem Endothel, die die Verbindung zwischen Arteriolen und Venolen darstellen.

2. Hyperlipoproteinämie (Hyperlipidämie)

Krankheitsbild

Erhöhung aller oder einzelner Blutfettwerte aufgrund einer Fettstoffwechselstörung. Cholesterin ist schlecht wasserlöslich und kann vom Blut nur aufgenommen werden, wenn es sich an Lipoproteine bindet. Bei einer Überproduktion des Cholesterin transportierenden LDLs (Low Densitiy Lipoprotein) bzw. bei mangelhafter Aufnahme in die Zellen, können sich in den Gefäßwänden Ablagerungen bilden, die Grundlage für die Ausbildung einer Arteriosklerose sind. Das HDL (High Densitiy Lipoprotein) schützt die Gefäße, indem es das abgelagerte LDL aufnimmt und es zur Leber transportiert, wo der Abbau zur Gallensäure erfolgt. Je höher die HDL-Konzentration im Blut im Vergleich zur LDL-Konzentration, desto geringer ist die Gefahr einer Hypercholesterinämie.

- Bei ca. 20 % der deutschen Bevölkerung sind erhöhte Blutfette feststellbar.

Ursachen:
- angeboren (primäre Fettstoffwechselstörung)
- falsche Ernährung, wie z. B. Aufnahme von zu viel fett- oder cholesterinhaltigen Nahrungsmitteln
- übermäßiger Alkoholkonsum
- Grunderkrankung von z. B. Diabetes mellitus, Hypothyreose, Fettsucht, Leber- und Nierenerkrankungen
- Medikamente, wie z. B. Antikonzeptiva

Symptome
- keine Beschwerden
- bei sehr hohem Blutfettspiegel, rötlich gelbe Hautknoten

Pflege
- Nikotin- und Alkoholkarenz einhalten.
- Übergewicht reduzieren.
- Fett- und cholesterinarme Diät einhalten.
- Cholesterinhaltige Nahrungsmittel wie z. B. Innereien, Butter, Eier, Krusten- und Schalentiere meiden.
- Niedermolekulare Kohlenhydrate wie z. B. Zucker in Form von Haushaltszucker, Süßigkeiten, Kuchen, Limonaden meiden.
- Ballaststoffreiche Nahrung wie z. B. Vollkornprodukte, Gemüse, Hülsenfrüchte bevorzugen.
- Schonende und fettarme Nahrungszubereitung wie z. B. grillen im Backofen, dünsten, dämpfen bevorzugen.
- Regelmäßig sportliche Aktivitäten durchführen.

Therapie und Behandlung nach AVO (ärztlicher Verordnung)

- bei erfolgloser Pflege, Medikamente verabreichen.
- Grunderkrankung therapieren.
- Selten werden in einem dialyseähnlichen Verfahren Blutfettbestandteile aus dem Blut entfernt.

! Es gibt keine einheitliche Angabe für die Grenzen eines erhöhten Blutfettspiegels. Blutcholesterinwerte über 250 mg/dl (Hypercholesterinämie) und Triglyzeridwerte (Hypertriglyzeridämie) über 200 mg/dl gelten jedoch sicher als zu hoch.

Eine Hyperlipoproteinämie wird oft zufällig oder aufgrund von Folgeerscheinungen, wie z. B. Durchblutungsstörungen am Herzen oder im Gehirn festgestellt.

Erhöhte Blutfettwerte sind ein Risikofaktor für

- Herzinfarkt,
- Schlaganfall,
- periphere arterielle Verschlusskrankheit.

3. Hypotonie (niedriger Blutdruck)

Krankheitsbild

Herabgesetzter Blutdruck, wobei der systolische Blutdruckwert weniger als 105–100 mm Hg beträgt.

Ursachen:
Primäre Hypotonie (idiopathische Hypotonie, essenzielle Hypotonie):
- ohne erkennbare Ursache
- meistens sind junge Frauen davon betroffen

Sekundäre Hypotonie (symptomatische Hypotonie): als Folge einer anderen Erkrankung oder Störung, wie z. B.:
- Herzinsuffizienz
- Hypovolämie
- Exsikkose
- hormonelle Faktoren
- Störungen der neurogenen Kreislaufregulation
- Bettlägerigkeit
- Medikamentenüberdosierung, wie z. B. von Diuretika, Antihypertensiva

Orthostatische Dysregulation: Beim Bewegungswechsel vom Liegen zum Stehen kommt es zu Blutdruckschwankungen.

Symptome
- Abgeschlagenheit
- Müdigkeit
- Verminderte Leistungs- und Konzentrationsfähigkeit
- Schwindel mit Schwarzwerden vor den Augen
- evtl. kurze Bewusstlosigkeit
- Depressive Verstimmungen
- Frösteln
- Blässe
- Stiche oder Beklemmungsgefühl in der Herzgegend

Pflege
Bei Kreislaufkollaps:
- Flache Rückenlagerung und Beine gestreckt nach oben halten.
- Blutdruck- und Puls kontrollieren.
- Wenn sich der Zustand nicht verbessert, Arzt informieren.

Bei primärer Hypotonie und orthostatischer Dysregulation:
- Maßnahmen zur Förderung der Durchblutung durchführen, wie z. B. Wechselduschen, Bürstenmassagen.
- Abrupten Bewegungswechsel vermeiden.
- Nach dem Aufsetzen an die Bettkante einige Minuten sitzen lassen.
- Längeres Stehen vermeiden.
- Viel an der frischen Luft bewegen.
- Kochsalzhaltige Ernährung bevorzugen, außer bei Herzinsuffizienz.
- Kaffee und Tee trinken.

Therapie und Behandlung nach AVO (ärztlicher Verordnung)
- Grunderkrankung therapieren.
- Medikamente verabreichen, die zu einer Gefäßengstellung führen oder das sympathische Nervensystem stimulieren.
- Evtl. Kompressionstherapie durchführen.

! Die primäre Hypotonie und die orthostatische Dysregulation sind als eher harmlose Störungen anzusehen.

Erleiden Diabetiker einen Kreislaufkollaps, immer den Blutzucker kontrollieren, um einer Hypoglykämie vorzubeugen.

4. Hypertonie (Bluthochdruck)

Krankheitsbild

Erhöhter Blutdruck, innerhalb des von linker Herzkammer und den Arterien gebildeten Teils des Körperkreislaufs, wobei der systolische Blutdruckwert höher als 139 mm Hg und der diastolische Blutdruckwert über 89 mmHg beträgt.

- Die optimalen Blutdruckwerte liegen unter 120 mmHg systolisch und 80 mmHg diastolisch.
- Einteilung verschiedener Blutdruckwerte in Abhängigkeit von der Höhe (s. S. 193).
- In den Industrieländern hat jeder Fünfte eine manifeste Hypertonie.
- Herz-Kreislauf-Erkrankungen sind oft eine Folge der Hypertonie, sie stehen als Todesursache an erster Stelle.

Ursachen:

Primäre Hypertonie (Essentielle Hypertonie):
- meistens unbekannt
- Übergewicht
- falsche Ernährungsgewohnheiten
- genetische Disposition
- hormonelle Einflüsse

Sekundäre Hypertonie (Symptomatische Hypertonie): Als Folge einer anderen Erkrankung oder Störung:
- renale Hypertonie durch Entzündung der Nierenkörperchen oder des Nierenbeckens bzw. eine Verengung der Nierenschlagader,
- endokrine Hypertonie durch hormonelle Störungen, wie z. B. bei Schilddrüsenüberfunktion und bestimmten Tumoren,
- neurogene Hypertonie durch Störungen der nerval gesteuerten Mechanismen der Blutdruckregulation,
- arterielle Hypertonie durch Herz- und Gefäßerkrankungen.

Symptome

Primäre Hypertonie:
- Kopfdruck
- morgendlicher Kopfschmerz
- Ohrensausen
- Herzklopfen
- Nervosität
- Schwindel
- rötliche Gesichtsfarbe

- Nasenbluten
- Brustenge
- Atemnot, vor allem bei Belastung
- Sehstörungen
- Sensibilitätsstörungen
- vorübergehende Durchblutungsstörungen des Gehirns

Sekundäre Hypertonie:
- Weitere Symptome in Abhängigkeit der Grunderkrankung

Pflege

- Nikotin und Alkohol meiden.
- Kochsalzarme Diät einhalten, da Salz das Wasser im Körper bindet und dadurch blutdruckerhöhend wirkt.
- Keine Konserven- oder Fertiggerichte einnehmen, da diese sehr salzhaltig sind.
- Gewicht normalisieren.
- Regelmäßigen Schlafrhythmus einhalten.
- Stress vermeiden.

Therapie und Behandlung nach AVO (ärztlicher Verordnung)

- Den Blutdruck langsam über mehrere Wochen senken, um mögliche Komplikationen zu vermeiden.
- Je nach Schweregrad der Hypertonie:
  - Diuretikum mit Betablocker, Kalziumantagonist, ACE-Hemmer oder Alphablocker verabreichen.

  oder
  - Kalziumantagonist mit Betablocker oder ACE-Hemmer verabreichen.

> **!** Hypertonie ist eine lebenslange Krankheit, deshalb ist die regelmäßige Einnahme der Medikamente unbedingt erforderlich.
>
> Die primäre Hypertonie
> - tritt häufig nach dem 30. Lebensjahr auf,
> - tritt bei Frauen meist erst nach den Wechseljahren auf.
>
> Erhöhte diastolische Werte führen langfristig zu Gefäßschäden.
>
> Folgende Komplikationen können bei einer Hypertonie durch Durchblutungsstörungen aufgrund von Arteriosklerose auftreten:
> - Apoplex (s. S. 170),
> - Hirnblutung,

- Koronare Herzkrankheit (s. S. 60),
- Myokardinfarkt (s. S. 62),
- Herzinsuffizienz (s. S. 52),
- Schrumpfniere,
- Nephrosklerose,
- Niereninsuffizienz (s. S. 160, 163),
- Arterielle Verschlusskrankheit (s. S. 45),
- Netzhautgefäßveränderungen.

Bei einer hypertensiven Krise
- ist der Blutdruck anfallsartig und unverhältnismäßig stark erhöht,
- treten begleitende Symptome auf, wie z. B. Kopfschmerzen, Angst- und Unruhezustände, Beklemmungsgefühl im Brustraum, Schweißausbrüche, Herzrasen und Luftnot,
- droht Lebensgefahr durch ein Hirnödem,
- müssen sofort therapeutische Maßnahmen durchgeführt werden, wie z. B. Antihypertonika verabreichen,
- ist sofort Bettruhe einzuhalten,
- muss engmaschig der Blutdruck kontrolliert werden,
- muss innerhalb von 20–30 Minuten der Arzt verständigt werden, falls keine Besserung eintritt.

5. Chronisch venöse Insuffizienz

Krankheitsbild

Typische Kombination von Venen- und/oder Hautveränderungen. Durch die Blutstauung infolge einer Abflussstörung kommt es zu einer Blutdruckerhöhung im venösen Blutgefäßsystem.

- ca. 15 % der Bevölkerung ist davon betroffen
- bei ca. 1 % der Betroffenen entwickelt sich ein Ulcus cruris (s. S. 44).

Ursachen:
- langjährige Venenerkrankungen, wie z. B. primäre oder sekundäre Varikosis

Symptome
- lokale Ödembildung
- Wadenschmerzen und Wadenkrämpfe bei längerem Stehen und Sitzen
- Sklerose der Haut und Unterhaut
- derbe und braun-gelbe und/oder livide, hyperpigmentierte Haut im Knöchelbereich (Stauungsdermatose)
- harte, rote, schmerzhafte Hautareale vor der Ulcusentwicklung
- erhöhte Anfälligkeit der Haut für Verletzungen und Keime durch Elastizitätsverlust
- verletzungsbedingte unregelmäßige kleine Narben infolge der schlechten Wundheilung
- Schädigung der Hautanhangsgebilde, wie Haare, Nägel, Drüsen
- Ausbildung von Ulcerationen und Nekrosen

Pflege
- Mobilität fördern.
- Ausgewogene Ernährung zuführen.

Therapie und Behandlung nach AVO (ärztlicher Verordnung)
- Konsequente Kompressionstherapie durchführen.
- Blutgefäßsystem trainieren.
- Chirurgische oder sklerosierende Maßnahmen vornehmen.
- Wundversorgung nach neuesten wissenschaftlichen Erkenntnissen durchführen.

! Bei bakterieller oder mykotischer Infektion kann es zu einer Entzündung des Ulcus kommen, mit schmierig-fibrinösem Belag und wulstig, verhärteten Wundrändern.

6. Phlebitis (Venenentzündung)

Krankheitsbild

Entzündung der oberflächlichen venösen Blutgefäße

Formen:
- **Varikophlebitis:** Entzündung einer oberflächlichen Krampfader
- **Phlebitis migrans (Phlebitis saltans):**
  - Venenentzündung an verschiedenen, nacheinander auftretenden Arealen
  - Vorbote einer Thrombangiitis obliterans

Ursachen:

Abakterielle Phlebitis:
- Bildung eines Blutgerinnsels (Thrombus) durch
  - Verlangsamung des Blutstroms, wie z. B. durch Herzinsuffizienz, Immobilität oder
  - erhöhte Blutgerinnung, wie z. B. durch Nikotinabusus, verringerte Trinkmenge
- Varikosis

Bakterielle Phlebitis:
- Schädigung der Gefäßwand, wie z. B. durch Injektionen, Infusionstherapie, Verletzungen, Insektenstiche

Symptome
- Rötung
- Druckempfindlichkeit des betroffenen Areals
- Überwärmung
- mäßige Temperaturerhöhung
- lokale Schwellung

Bakterielle Phlebitis:
- Fieber
- Schüttelfrost
- beeinträchtigtes Allgemeinbefinden

Phlebitis migrans:
- plötzliches, schubweises Auftreten
- sprunghaftes Übergreifen auf andere Extremitäten
- spontane Rückbildung

Pflege

- Kühlende Umschläge, z. B. mit Alkohol oder Quark anlegen.
- Mobilisation fördern.
- Beine hoch lagern.

Therapie und Behandlung nach AVO (ärztlicher Verordnung)

- Mit Heparinsalbe einreiben.
- Kompressionsverband anlegen.
- Bei Immobilität Antikoagulanzien verabreichen.
- Bei bakterieller Phlebitis Antibiotika verabreichen.
- Oberflächliche Thromben durch Stichinzision entfernen.
- Bei wiederholt auftretender Thrombophlebitis Varizen operativ entfernen oder veröden.

! Um einer Phlebethrombose (s. S. 42) vorzubeugen, unbedingt die Muskelvenenpumpe durch Bewegungsübungen und Umhergehen aktivieren.

Möglichkeiten zur Durchführung von Maßnahmen zur Thrombo-Embolie-Prophylaxe anwenden (s. S. 208).

7. Phlebothrombose (Tiefe Beinvenenthrombose)

Krankheitsbild

Verschluss einer tiefen vorgeschädigten oder gesunden Vene durch einen Thrombus (Blutpfropf, Blutgerinnsel).

- Bein- (vor allem links) und Beckenvenen sind mit 90 % am häufigsten betroffen.
- Das Risiko steigt mit ansteigendem Alter und Adipositas.

Ursachen:
- **Virchow-Trias:**
  - Schädigung der Gefäßwand, z. B. durch Verletzung, Operation, venösen Zugang, Entzündung, Varizen
  - Verlangsamung der Blutströmung, z. B. bei Immobilität, Gipsverband, oder Schiene zur Ruhigstellung nach Knochenbrüchen, Lähmung, Herzinsuffizienz, Venenklappeninsuffizienz
  - Veränderung der Blutzusammensetzung, z. B. bei Rauchern, Einnahme von Antikonzeptiva, Diuretika, mangelnder Flüssigkeitszufuhr
- Abknicken der Venen in den Knien und in der Hüfte, z. B. langes Sitzen
- Nikotinabusus
- angeborene erhöhte Blutgerinnung

Symptome

Am betroffenen Bein:
- plötzlich einsetzende Schmerzen
- Schwellung aufgrund der venösen Abflussstörung
- Schwere und Spannungsgefühl
- glänzende, warme, gespannte Haut
- livide Verfärbung
- druckschmerzhafte Wade
- Schmerzen bei Dorsalflexion (Hohmans-Zeichen) und Druck (Payr-Zeichen) auf die Fußsohle
- evtl. mäßig hohes Fieber
- allgemeines Krankheitsgefühl

Pflege

- Körpergewicht normalisieren.
- Nikotin meiden.
- **Unterschenkelthrombose:** Mobilisation fördern.
- **Oberschenkel- oder Beckenvenenthrombose:**
  - Strikte Bettruhe einhalten.
  - Beine hochlagern.
  - Mobilisation nach AVO durchführen.

! Maßnahmen zur Obstipationsprophylaxe durchführen (s. S. 209).
Maßnahmen zur Thrombo-Embolie-Prophylaxe durchführen (s. S. 208).
Maßnahmen zur Dekubitusprophylaxe durchführen (s. S. 206).

Therapie und Behandlung nach AVO (ärztlicher Verordnung)
- Thrombosefördernde Medikamente absetzen.
- Kompressionstherapie durchführen.
- Antikoagulanzien verabreichen.
- Evtl. Lysetherapie durchführen.

! Bei Verdacht auf Thrombose
- strikte Bettruhe einhalten,
- keine i.m.-Injektion bei gleichzeitiger Lyse- und Antikoagulanzientherapie durchführen.
- Arzt informieren.

Als Folge können folgende Komplikationen auftreten:
- Lungenembolie, die je nach Ausdehnung und Einsetzen der Therapie, innerhalb von Minuten zum Tod führen kann,
- chronisch venöse Insuffizienz mit Zerstörung der Venenklappen und sekundärer Varikosis durch die chronische Abflussstörung,
- postthrombotisches Syndrom.

Als schwerste Verlaufsform kann **Phlegmasia coerula dolens** auftreten:
- vollständige Verlegung des venösen Blutgefäßsystems,
- Stillstand des venösen Blutrückstroms und reflektorischer arterieller Minderversorgung der betroffenen Extremität,
- rasche Zunahme des Beinumfangs, livide Verfärbung, kein tastbarer Puls, starke Schmerz, Schocksymptomatik.

Häufig wird die Thrombose erst durch das Auftreten einer Lungenembolie entdeckt.

Das Auftreten einer Lungenembolie bei einer Unterschenkelthrombose ist gering.

Um Rezidive vorzubeugen,
- für 6–12 Monate eine Marcumartherapie durchführen,
- bei Varikosis eine konsequente Kompressionstherapie durchführen,
- bei jeder ärztlichen Konsultation, den Arzt über die Erkrankung informieren.

Prognose: Bei ca. 20 % der betroffenen Patienten tritt aufgrund der vorgeschädigten Venenwände innerhalb von 5 Jahren ein Rezidiv auf.

8. Ulcus cruris

Krankheitsbild

Hautdefekt bis zur Lederhaut am Unterschenkel

- In ca. 85 % der Fälle handelt es sich um ein Ulcus cruris venosum.
- Das venös bedingte Ulcus kommt vor allem am Innenknöchel und medialen Unterschenkel vor.

Ursachen:
- venöse Durchblutungsstörungen, dadurch Sauerstoffmangel und Fehlernährung der betroffenen Körperregionen

Symptome
- lokale Ödembildung
- derbe und braun-gelbe und/oder livide, hyperpigmentierte Haut im Knöchelbereich (Stauungsdermatose)
- harte, rote, schmerzhafte Hautareale vor der Ulcusentwicklung
- erhöhte Anfälligkeit der Haut für Verletzungen und Keime durch Elastizitätsverlust
- verletzungsbedingte, unregelmäßige kleine Narben infolge der schlechten Heilung

Pflege
- Mobilität fördern.
- Ausgewogene Ernährung zuführen.

Therapie und Behandlung nach AVO (ärztlicher Verordnung)
- Konsequente Kompressionstherapie durchführen.
- Wundversorgung nach neuesten wissenschaftlichen Erkenntnissen durchführen.

! Bei bakterieller oder mykotischer Infektion kann es zu einer Entzündung des Ulcus kommen, mit schmierig-fibrinösem Belag und wulstig, verhärteten Wundrändern.

9. Arterielle Verschlusskrankheit (AVK)

Krankheitsbild

Stenose oder Verschluss von Arterien und dadurch bedingten Durchblutungsstörungen, die zu einem Gewebsuntergang (Infarkt) führen können.

Betroffen können sein:
- Arterien aller Organe und Körpergewebe
- bestimmtes Gefäßsegment
- mehrere Gefäße
- längere Gefäßstrecken

Periphere arterielle Verschlusskrankheit (pAVK): Stenose oder Verschluss vor allem der Becken- und Beinarterien

Ursachen:
- Arteriosklerose
- Arterienentzündung, wie z. B. Thrombangitis obliterans
- Kompression der Arterien durch vergrößerte Organe oder Tumoren
- Thrombus oder Embolus und dadurch bedingten akuten arteriellen Verschlüssen

Symptome

Periphere arterielle Verschlusskrankheit (pAVK):
- Claudicatio intermittens, belastungsabhängige Bein- oder Wadenschmerzen, mit der Folge der sogenannten „Schaufensterkrankheit"
- Ulcera
- Nekrosen

Bei akutem Verschluss der Becken- und Beinarterien:
- plötzlich einsetzende, sehr starke Schmerzen
- kühles und blasses Bein
- kein oder nur schwach fühlbarer Puls
- Sensibilitätsstörungen
- Lähmung

Pflege

- Risikofaktoren ausschalten.

Bei der peripheren arterielle Verschlusskrankheit (pAVK):
- Tägliches Gehtraining von 1–2 Stunden bis zur Schmerzensgrenze durchführen, um die Umgehungskreisläufe zu stärken.
- Bewegungsübungen mit den Füßen durchführen.
- Beine tief lagern.
- Beine warm halten, z. B. durch dicke Wollsocken oder Hausschuhe mit Schaffell.

- Bequeme weite Schuhe tragen.
- Einschnürende Strümpfe vermeiden.
- Haut sorgfältig pflegen.
- Zehenzwischenräume sauber und trocken halten.
- Fußnägel von einem Podologen schneiden lassen.
- Hitze- und Kälteeinwirkung vermeiden, da das Temperaturempfinden herabgesetzt sein kann.

Therapie und Behandlung nach AVO (ärztlicher Verordnung)

- Grunderkrankung therapieren.
- Thrombozytenaggregationshemmer verabreichen.
- Lysetherapie zur Auflösung des Thrombus durchführen.
- Infusionstherapie mit HAES zur Verbesserung der Blutfließgeschwindigkeit durchführen.
- Ballondilatation, Thrombarteriektomie, Angioplastie, Bypassoperation, Sympathektomie durchführen.
- Bei Nekrose oder einer Gangrän – Amputation des betroffenen Extremitätenabschnittes durchführen.

! Je nach Lokalisation des Gefäßverschlusses und Bildung von Umgehungskreisläufen differenzieren die Symptome. Schmerzen sind meistens unterhalb der betroffenen Arterie zu spüren.

Bei dem seltenen Leriche-Syndrom ist die untere Aortengabelung verschlossen, wodurch Schmerzen in Becken, Gesäß und Oberschenkel entstehen sowie Impotenz.

Patienten mit Diabetes mellitus können trotz tastbarem Puls unter AVK leiden, da sich bei ihnen eine Mikroangiopathie ausgebildet hat.

Kleine Verletzungen immer dem Arzt zeigen.

Es können folgende **Komplikationen** auftreten:

- Gangrän, überwiegend an den Zehen,
- Aneurysmabildung, überwiegend im Bereich der Aorta durch Aussackung aller oder einzelner Gefäßwände,
- Apoplex,
- Herzinfarkt,
- Schädigung der Nieren,
- Schädigung des Darms,

Die trockene Gangrän ist schwarz, sieht mumifiziert aus und wird trocken verbunden.

Die feuchte Gangrän riecht, durch die Bakterienbesiedlung und den dadurch bedingten Gewebszerfall, übel.

Stadien, Symptome und Therapie der pAVK (s. S. 195)

10. Septikämie (Sepsis, Blutvergiftung)

Krankheitsbild

Lebensbedrohliche systemische Entzündungsreaktion des Organismus auf die Streuung von Krankheitserregern, ausgehend von einem lokalen Infektionsherd, wie z. B. einer Wunde oder einem venösen Zugang.
Die Erreger gelangen kontinuierlich oder periodisch in die Blutbahn, wodurch es zu Entzündungen an weiteren Organen und sogar bis zum Versagen aller Organe kommen kann (Multi-Organ-Dysfunktions-Syndrom, MODS).
Neben der Inflammation (Entzündung) kommt es auch zu Blutgerinnungsstörungen, die je nach Schweregrad zwischen mikrovaskulärer Thrombosierung und profuser (reichlich fließender) Blutung variiert.

Die Letalität ist abhängig von
- der Lokalisation des Ausgangsherdes,
- der Erregerart,
- den Grunderkrankungen des Betroffenen,
- Alter,
- Geschlecht,
- Zeitpunkt des Therapiebeginns.

Ursachen:
- Gramnegative Bakterien, wie z. B. Meningokokken, Staphylokokken, Kolibakterien, Proteus oder Pseudomonas
- Pilze
- Einflussfaktoren, wie z. B. chirurgische und invasive Eingriffe, die steigende Lebenserwartung, die Zunahme von Begleiterkrankungen

Symptome
- hohes, intermittierend verlaufendes Fieber
- starkes Krankheitsgefühl
- Appetitlosigkeit
- Tachykardie, Tachypnoe, Hypotonie

Pflege
- Patient beruhigen, Sicherheit vermitteln.
- Pflegemaßnahmen bei Fieber durchführen (s. S. 203)

Therapie und Behandlung nach AVO (ärztlicher Verordnung)
- Infizierte Fremdmaterialien, wie z. B. Harnblasenkatheter, venöse Zugänge, Gefäßprothesen oder Herzklappen sofort entfernen.

- Blutkultur anlegen, um die Keime nachweisen und identifizieren zu können.
- Antibiotika verabreichen.
- Bei Bedarf Infektionsherd operativ entfernen.
- Bei Bedarf Abszessdrainage, Peritoneallavage durchführen.
- Infusionen zum Ausgleich von Flüssigkeitsdefiziten anlegen.
- Intensivmedizinische Behandlung einleiten.

! Alte und immungeschwächte Patienten haben häufig kein Fieber.

Eine durch Pilze verursachte Septikämie beginnt meist schleichend bei nur leicht erhöhter Körpertemperatur.

Bei nosokomialen (im Krankenhaus erworbene) Infektionen führt die medikamentöse Therapie schwer zum Erfolg.

Die Einleitung der Therapie ist unbedingt sofort erforderlich.

Als Komplikationen können
- Gerinnungsstörungen,
- Multiorganversagen,
- septischen Schock auftreten.

Eine bakterielle Endokarditis bedarf unbedingt einer adäquaten Antibiotikatherapie sowie ein optimales Management der möglichen Komplikationen und der chirurgischen Intervention.

11. MRSA (Methicillin-/Multiresistenter Staphylococcus aureus)

Krankheitsbild

Alle Stämme des Bakteriums Staphylococcus aureus, die gegen alle Betalaktamantibiotika, wie z.B. das Testantibiotikum Methicillin Resistenzen entwickelt haben.
Die Wirkung von Antibiotika bleibt aus, wenn diese
- *zu niedrig dosiert eingesetzt werden.*
- *bei einer Virusinfektion verabreicht werden.*
- *nach relativer Beschwerdefreiheit wieder abgesetzt werden.*

Ursachen:
- Methicillin-resistenter Staphylococcus aureus
- Pseudomonas aeruginosa
- Vancomycin-resistente Enterokokken (VRE)
- Vancomycin intermediär empfindliche Staphylococcus aureus (VISA)
- Vancomycin-resistente Staphylococcus aureus (VRSA)

Risikogruppen :
- Intensivpatienten
- zu pflegende Personen mit Blasendauerkatheter
- Immunsuppremierte Patienten, wie z. B. Organempfänger oder Patienten unter einer Chemotherapie
- chronisch erkrankte Patienten
- Dialysepflichtige Patienten

Übertragungsweg:
- Endogen durch Übertragung von Resistenzfaktoren körpereigener Besiedlungsflora
- Exogen durch z. B. Umweltkeime, Kontakt- und Tröpfcheninfektion

Symptome
- starkes Krankheitsgefühl bei bettlägerigen zu pflegenden Personen

Pflege
- Patient über die Händedesinfektion informieren.
- Standard-Hygienemaßnahmen konsequent einhalten.
- Hände desinfizieren:
  - vor und nach direktem Kontakt mit der infizierten Person,
  - vor und nach der Behandlungspflege, wie z. B. Wundversorgung, Umgang mit Harnwegskatheter oder Versorgung von Stomata,
  - vor dem Verlassen des Zimmers,
  - nach dem Ausziehen der Einmalhandschuhe.

- Schutzkleidung tragen bei:
  - engem pflegerischen Kontakt (Schutzkittel, Kopfschutz),
  - möglichem Kontakt mit infektiösen Aerosolen, wie z. B. bei der Tracheostomapflege (Mund-Nasen-Schutz),
  - möglichem Kontakt mit erregerhaltigem Material (Einmalhandschuhe).
- Selbstständige Patienten
  - können mit Menschen, die keine spezielle Pflege benötigen in Kontakt treten.
  - sollen sich die Hände vor Gemeinschaftsaktivitäten desinfizieren.
  - müssen offene Hautläsionen abdecken.
  - benutzen ein geschlossenes Harnableitungssystem.
- Bei bettlägerig zu pflegende Personen
  - ist ein Einzelzimmer notwendig. Besucher durch ein Schild hinweisen.
  - müssen Mitmenschen vor einer Übertragung und Infektion geschützt werden.
  - ist die Sanierung von der epidemiologischen Situation und dem individuellen Risiko abhängig.

Therapie und Behandlung nach AVO (ärztlicher Verordnung)

- Unbedingt die Ausbreitung von MRSA besonders im Krankenhaus und stationären Einrichtungen vermeiden.
- Antibiotikahaltige Nasensalbe, wie z. B. Turixin dreimal täglich über 5 Tage in die Nasenvorhöfe applizieren.
- Mundhöhle und Rachen mit Antiseptikum, wie z. B. Thymian, Salbei oder Rosmarin spülen oder gurgeln.
- Täglich mit einem Antiseptikum wie z. B. wässrige Auszüge von Thymian, Pfefferminze und Lavendel, Seifen oder Lösungen eine Ganzkörperwaschung inklusive Haarewaschen vornehmen.

! Laut Robert-Koch-Institut (RKI) muss bei der Versorgung, Pflege und Betreuung von MRSA-positiven Patienten das individuelle Risiko der Ansteckungsgefahr abgeschätzt werden, d. h. der psychosoziale Aspekt steht dem pflegerischen Aspekt gegenüber.

Bei Risikofaktoren, wie z. B. offenen Wunden oder venösen Zugängen müssen die Standard-Hygienemaßnahmen situationsbezogen ergänzt werden.

Generell gilt im Umgang mit Patienten oder zu pflegenden Personen, auch ohne auffällige Erreger, die allgemein gültigen hygienischen Kautelen zu beachten.

Bei Bedarf im Verlegungsbericht sowie bei der Übergabe alle an der Pflege beteiligten Personen über die Infektion informieren.

1. Anatomie: Das Herz

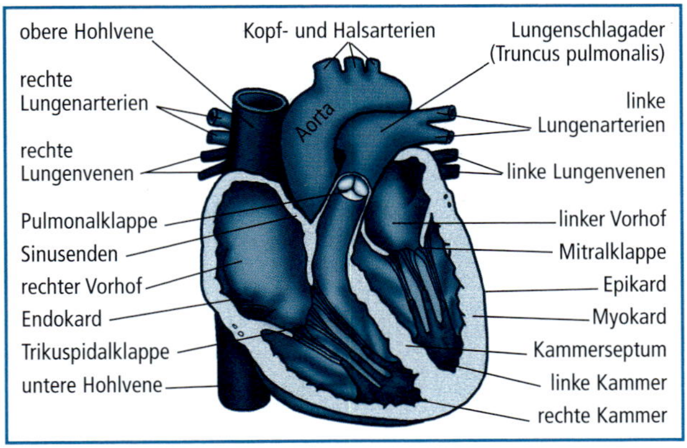

Innenräume und Klappensystem des Herzens

Das Herz, ein muskulöses Hohlorgan, setzt durch einen elektrischen Impuls des Sinusknotens, der sich in der Wand des rechten Vorhofs befindet, die Gefäßkreisläufe in Bewegung (s. S. 31). Sauerstoffarmes Blut fließt über die obere und untere Hohlvene in den rechten Vorhof, durch die Trikuspidalklappe in die rechte Kammer und durch die Pulmonalklappe und Lungenarterie in die Lunge. Von dort, nach Anreicherung mit Sauerstoff, fließt das jetzt sauerstoffreiche Blut über die Lungenvenen in den linken Vorhof, durch die Mitralklappe in die linke Kammer und durch die Aortenklappe in die Aorta. Das Blut wird durch rhythmische Kontraktionen der Arterien (Windkesselfunktion) weitertransportiert. Der Körper wird mit Sauerstoff versorgt.

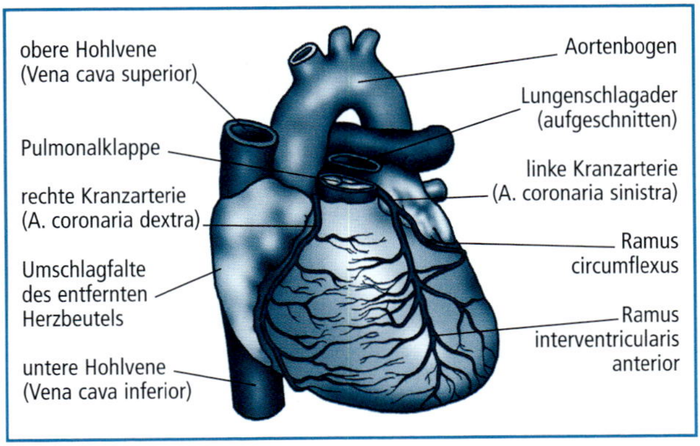

Die Herzkranzarterien zur Versorgung der Herzmuskulatur mit Blut. Die linke Herzkranzarterie teilt sich in einen vorderen Ast, den Ramus interventricularis anterior und einen seitlichen Ast, den Ramus circumflexus.

2. Herzinsuffizienz

Krankheitsbild

Unfähigkeit des Herzens, für den Stoffwechsel bzw. den Energiebedarf der Organe und Körpergewebe den erforderlichen Blutauswurf aufzubringen (Vorwärtsversagen) bzw. den venösen Rückfluss aufzunehmen (Rückwärtsversagen). Die Kompensationsmechanismen wie Herzfrequenz, Kontraktilität und Schlagvolumen reichen zur Aufrechterhaltung eines normalen Herzzeitvolumens nicht mehr aus.

Formen:

Ruheinsuffizienz: Funktionsstörung des Herzens im Ruhezustand

Belastungsinsuffizienz: Funktionsstörung des Herzens bei Belastung

Formen der Herzinsuffizienz, entsprechend der betroffenen Herzkammer:
- **Linksherzinsuffizienz** (linke Herzkammer ist betroffen): Das venöse Blut staut sich in der Lunge zurück.
- **Rechtsherzinsuffizienz** (rechte Herzkammer ist betroffen): Das venöse Blut staut sich im großen Kreislauf zurück.
- **Globalinsuffizienz** (beide Herzkammern sind betroffen)
- **Akute Herzinsuffizienz:** Notfallsituation, die Symptome treten innerhalb von Minuten bis Stunden auf.
- **Chronische Herzinsuffizienz:** Die Symptome entwickeln sich langsam innerhalb von Wochen bis Monaten aufgrund einer Herzdekompensation. Anfangs können durch Gegenregulierung von Herz und Kreislauf die Symptome ausgeglichen werden **(Kompensierte Herzinsuffizienz)**.

Ursachen:

Chronische Herzinsuffizienz:
- KHK (s. S. 60)
- chronische Hypertonie (s. S. 36)
- Herzklappenfehler
- dilatative Kardiomyopathie
- Z. n. Peri-oder Myokarditis
- konstriktive Perikarditis
- Herzrhythmusstörungen (s. S. 55)
- pulmonale Hypertonie
- Hypovolämie
- schwere Anämie
- große arteriovenöse Fisteln
- thyreotoxische Krise

Akute Herzinsuffizienz:
- akute Ischämie des Myokards
- Myokardinfarkt (s. S. 62)
- Myokarditis
- Hochdruckkrise
- Perikardtamponade
- Lungenembolie
- Herzrhythmusstörungen (s. S. 55)
- Intoxikationen
- Medikamente

Symptome

Die Symptome treten auf wegen des Blutstaus vor der betroffenen Herzkammer:

- **Linksherzinsuffizienz:** Das Blut staut sich in den Lungenkreislauf zurück:
  - Dyspnoe (Belastungs-, Ruhe-, Orthodyspnoe)
  - Paroxysmale nächtliche Dyspnoe (Asthma cardiale)
  - Nykturie
  - Zyanose
  - Reizhusten mit blutig-schaumigem Sputum (Herzasthma)
  - Lungenödem (s. S. 76)
  - Herzrhythmusstörungen (dritter Herzton)
  - Hypotonie
  - Schwäche, Schwindel
  - Rasche Ermüdbarkeit
- **Rechtsherzinsuffizienz:** Das venöse Blut staut sich im Körperkreislauf:
  - gestaute Halsvenen und oder Lebervenen
  - Stauungsgastritis oder -enteritis
  - Hepato- oder Splenomegalie
  - Druckgefühl im Oberbauch
  - Übelkeit, Erbrechen
  - Stauung der Nieren
  - Proteinurie
  - kardiale Ödeme an den Knöcheln und Unterschenkeln und oder auch am Rücken (Anasarka)
  - Aszites
  - Nykturie
  - Pleuraerguss
  - rasche Ermüdbarkeit
  - eingeschränkte Belastbarkeit

Pflege

- Strenge Bettruhe einhalten.
- Oberkörper hochlagern, Herzbettlagerung durchführen.
- Körperlich schonen.
- Zimmer gut lüften und abdunkeln.
- Für eine ruhige Umgebung sorgen.
- Bei Bedarf Ohropax geben.
- Patient beobachten:
  - Haut auf Ödeme
  - Vitalzeichen, wie z. B. Puls, RR, Atmung, ZVD
  - Körpergewicht täglich kontrollieren.

- Körpergewicht reduzieren.
- Absolute Alkohol- und Nikotinkarenz einhalten.
- Leicht verdauliche Kost anbieten.
- Kochsalzarme (max. 3 g NaCl/d), kalorienreduzierte, kaliumreiche Ernährung verabreichen.
- Flüssigkeitszufuhr einschränken, ca. 1–1,5 l/täglich.
- Flüssigkeitsbilanzierungsbogen anlegen, um eine eventuelle Flüssigkeitsretention festzustellen.

> **!** Maßnahmen zur Thrombo-Embolie-Prophylaxe durchführen (s. S. 208).
>
> Maßnahmen zur Obstipationsprophylaxe durchführen (s. S. 209).
>
> Maßnahmen zur Pneumonieprophylaxe durchführen (s. S. 205).

Therapie und Behandlung nach AVO (ärztlicher Verordnung)

- Bei Bedarf den Patienten sedieren.
- Diuretika, Digitalis, Nitrate, ACE-Hemmer, Kalziumantagonisten, verabreichen.
- Antikoagulanzien verabreichen.
- Magnesium zuführen.
- Aderlass durchführen.
- Ursache therapieren.
- Bei Bedarf Herztransplantation durchführen.
- Implantation von mechanischen Unterstützungssystemen durchführen.

> **!** Im höheren Lebensalter nimmt die Diagnose Herzinsuffizienz zu.
>
> Eine akute Rechtsherzinsuffizienz entsteht am häufigsten durch eine Lungenembolie mit plötzlichem Druckanstieg im Lungenkreislauf und als Folge einer akuten Linksherzinsuffizienz.
>
> Eine chronische Rechtsherzinsuffizienz entsteht aufgrund von Lungenerkrankungen, die eine Erhöhung des Blutdruckes in der Lunge hervorrufen.
>
> Bei Symptomen von Links- und Rechtsherzinsuffizienz spricht man von einer globalen Herzinsuffizienz.
>
> Medikamente weglassen, die eine Verschlechterung der Herzinsuffizienz bewirken können, wie z. B. nichtsteroidale Antirheumatika, Litazone, trizyklische Antidepressiva, Lithium, Antiarrhythmika, Alphablocker, Interferone.

3. Herzrhythmusstörungen

Krankheitsbild

Sammelbegriff für alle Störungen der Herzfrequenz oder des Herzrhythmus. Die normale Herzfrequenz bei gesunden Erwachsenen beträgt 60–80 Schläge/min und der Herzrhythmus entspricht dem Sinusrhythmus.

- **Bradykardie:** < als 60 Schläge/min, kann im Sinusknoten entstehen
- **Tachykardie:** > als 100 Schläge/min, durch anfallsweise auftretende Kammererregung
- **Arrhythmie:** unregelmäßiger Herzschlag; je nach Ursprung wird die Sinusarrhythmie bzw. Vorhofarrhythmie und die Kammerarrhythmie unterschieden
- **Tachyarrhythmie:** unregelmäßiger Herzschlag, zu schnelle Herzfrequenz
- **Bradyarrhythmie:** unregelmäßiger Herzschlag, zu langsame Herzfrequenz
- **Extrasystolen:** Herzschlag, außerhalb des regulären Grundrhythmus
- Weitere Formen von Herzrhythmusstörungen (s. S. 57)

Ursachen:

Störungen der Erregungsbildung und –ausbreitung durch

- **myokardiale Ursachen:**
  - KHK (s. S. 60)
  - Myokardinfarkt (s. S. 62)
  - Myokarditis
  - Kardiomyopathie
- **hämodynamische Ursachen:**
  - Herzvitien mit Klappeninsuffizienz bzw. -stenosen
  - Shunt
  - arterielle oder pulmonale Hypertonie
- **extrakardiale Ursachen:**
  - psychovegetative Faktoren
  - Hyperthyreose
  - übermäßiger Genusskonsum von Nikotin, Koffein, Alkohol, Drogen
  - Medikamente wie z. B. Antiarrhythmika, trizyklische Neuroleptika, Digitalis
  - Elektrolytstörungen

Symptome

- Herzstolpern
- Herzklopfen
- Herzrasen bei Tachykardie und/oder Tachyarrhythmie
- Herzschmerzen
- Schwindel, Verwirrtheitszustände
- vorübergehende Seh- und Sprachstörungen
- Benommenheit
- epileptiforme Krämpfe, Adam-Stokes-Anfall bzw. Synkope
- kardiogener Schock
- Pleuraerguss

Pflege

- Bei Bedarf Bettruhe einhalten.

Therapie und Behandlung

- Ursache therapieren.
- Antiarrhythmika verabreichen.
- Bei Bedarf sedierende Medikamente verabreichen.
- Bei Bedarf Sauerstoff verabreichen.
- Vagusmanöver (Carotissinusdruck) durchführen.
- Valsavamanöver oder Auslösen des Würgereflexes bei Tachykardien durchführen.
- Elektrotherapie bei Tacharrhythmien durchführen.
- Herzschrittmacher bei Bradykardie implantieren.

> **!** Extrasystolen als Folge einer kardialen oder extrakardialen Erkrankung sowie bei Herzgesunden sind die häufigsten Arrhythmien.
>
> Indikation und Kontraindikation der antiarrhythmischen Therapie sorgfältig abklären, da Antiarrhythmika teilweise erhebliche, sogar gefährliche kardiale und extrakardiale Nebenwirkungen verursachen können.
>
> Ältere Patienten reagieren empfindlicher auf die Nebenwirkungen der Antiarrhythmika.
>
> Kardiale Nebenwirkungen von Antiarrhythmika – Extrakardiale Nebenwirkungen von Antiarrhythmika (s. S. 59)

Formen von Herzrhythmusstörungen

Bradykarde Herzrhythmusstörungen	
SA-Block (Sinusatriale Blockierung)	Die Überleitung der Impulse vom Sinusknoten auf die Vorhöfe ist gestört.
AV-Block (Atrioventriculare Blockierung)	Die Überleitung der Impulse von den Vorhöfen auf die Kammern im Bereich des AV-Knotens ist gestört.
Schenkelblock	Die Überleitung der Impulse zwischen den Kammern ist gestört.
Tachykarde Herzrhythmusstörungen	
Sinustachykardie	regelmäßiger, schneller Sinusrhythmus
Paroxysmale supraventrikuläre Tachykardie	• Wiedereintritt der Erregung in den AV-Knoten (Reentry) • Anfallsweises Auftreten
Vorhofflimmern	Bei der Überleitung eines Teils der Erregungen auf die Herzkammmern kommt es zu schneller, aber völlig unkoordinierter Herzschlagfolge (absolute Arrhythmie).
Vorhofflattern	• zwischen 220 und 300 Schläge/min • Meistens wird jeder zweite Impuls auf die Kammern übertragen.
Vorhoftachykardie	• zwischen 120 und 240/min • Jede Erregung wird übertragen.
Präexzitationssyndrom	Zusätzliche Erregungsbahnen zu den Herzkammern, die zu vorzeitiger Kammererregung führen.
Vorhofextrasystole (supraventrikuläre Extrasystole, SVES)	• entstehen im Vorhofbereich • Extraschläge im Herzrhythmus
Kammerextrasystole (ventrikuläre Extrasystole, VES)	• entstehen im Kammerbereich • Extraschläge im Herzrhythmus • Kammerflimmern • Kammerflattern mit Kreislauf-stillstand

4. Kammerflattern und Kammerflimmern

Krankheitsbild

Kammerflattern:
- *schnelle, regelmäßige Abfolge von Herzkammererregungen*
- *die Kammerfrequenz liegt zwischen 250 und 350 Kontraktionen/min*

Kammerflimmern:
- *lebensbedrohliche Herzrhythmusstörung*
- *schnelle, unkoordinierte, unregelmäßige Abfolge von Herzkammererregungen*
- *ineffektive Auswurfleistung der Herztätigkeit*
- *die Kammerfrequenz liegt bei mehr als 350 Kontraktionen/min*

Die normale Herzfrequenz bei gesunden Erwachsenen beträgt 60–80 Schlägen/min.

Ursache:
- KHK (s. S. 60)
- Myokardinfarkt (s. S. 62)
- dilatative oder hypertrophische Kardiomyopathie
- Mitralklappenprolaps
- angeborene oder erworbene Herzvitien
- Antiarrhythmika, tri- und tetrazyklische Antidepressiva, Adrenalinderivat, Phenothiazine, Chinin
- Elektrolytentgleisungen wie z. B. Hypokaliämie, Hypomagnesiämie, Hyperkalzämie
- Elektrounfälle
- Herztraumen

Symptome
- Herz-Kreislauf-Stillstand mit:
  - Bewusstlosigkeit
  - Pulslosigkeit
  - Atemstillstand
  - weite, lichtstarre Pupillen

Pflege
- Anordnungen des Arztes durchführen.
- Konzentriert arbeiten.

Therapie und Behandlung
- Reanimation mit Herzdruckmassage
- Defibrillation
- Beatmung

- Grunderkrankung behandeln.
- Antiarrhythmische Dauertherapie festlegen.
- Bei Bedarf implantierbarer Cardioverter-Defibrillator (ICD) implantieren.

! Kammerflattern und Kammerflimmern entsprechen funktionell einem Herz-Kreislauf-Stillstand.

Keine Überlebenschance, wenn nicht sofort reanimiert und defibrilliert wird.

Herzrhythmusstörungen (s. S. 55)

Kardiale Nebenwirkungen von Antiaarhythmika:
- negative Inotropie
- proarrhythmische Effekte
- Antiarrhythmika können die Arrhythmien verstärken und folglich zu einer unmittelbaren vitalen Gefährdung des Patienten führen.
- Keine Antiarrhythmika als Dauerprophylaxe bei gestörter linksventrikulärer Pumpfunktion einsetzen.

Extrakardiale Nebenwirkungen von Antiarrhythmika:
- Übelkeit
- Kopfschmerzen
- Appetitlosigkeit
- Cholestase
- Blutbildschäden
- Mundtrockenheit
- zentralnervöse Beschwerden
- Hypotonie
- Schlafstörungen
- Gastrointestinale Beschwerden wie Übelkeit und Erbrechen

! Grundsätzlich nur ein Antiarrhythmikum einsetzen, da die Kombination von zwei Antiarrhythmika zu gefährlichen Additionseffekten führen kann.

5. Koronare Herzkrankheit (KHK)

Krankheitsbild

Missverhältnis zwischen Sauerstoffbedarf und Sauerstoffangebot in einem definiertem Muskelareal aufgrund von Durchblutungsstörungen durch Manifestation der Atherosklerose an den Koronararterien.
Häufig schon in der Jugend stattfindender Gefäßprozess, welcher sich im mittleren und höheren Lebensalter manifestiert.

Risikofaktoren:
- familiäre, vorzeitige Koronarsklerose
- Lebensalter, männliches Geschlecht
- Nikotinabusus
- Bewegungsmangel
- Disstress
- Fettstoffwechselstörungen
- Hypertonie (s. S. 36)
- Diabetisches mellitus (s. S. 144)
- metabolisches Syndrom

Ursachen:
- Arteriosklerose
- Verschluss der Herzkranzarterien durch ein Blutgerinnsel
- auslösende Faktoren, wie z. B. Kälte, Aufregung, körperlicher Stress, schwere Mahlzeiten, Wetterumschwung
- ausgeprägte Anämie
- Hyperthyreose
- Tachykardie

Folgen:
- Angina pectoris
- Myokardinfarkt (s. S. 62)
- Herzrhythmusstörungen (s. S. 55)
- Herzinsuffizienz (s. S. 52)

Symptome
- Angina-pectoris-Beschwerden:
  - „Brennen, Krämpfe, Druck, Reißen" in der Herzgegend
  - Retrosternale Schmerzen, ausstrahlend in linke Thoraxseite, Arm, Epigstrium, Hals-, Zahn-, Mund-, Kiefer-Bereich
- Herzrhythmusstörungen (s. S. 62)
- Myokardinfarkt (s. S. 62)

- ischämische Herzmuskelschädigung mit Linksherzinsuffizienz
- plötzlicher Herztod

Pflege

- Bettruhe einhalten.
- Risikofaktoren ausschalten.
- Lebensstil ändern:
  - Gewicht reduzieren,
  - maßvolle, regelmäßgie sportliche Betätigung,
  - Entspannungsübungen durchführen,
  - absolute Nikotinkarenz einhalten.

Therapie und Behandlung

Stabile Angina pectoris:

- Ambulante Therapie möglich.
- Glyceroltrinitrat, ASS, Clopidrogrel, Nitrate, ACE-Hemmer, Betarezeptorenblocker, Kalziumantagonisten verabreichen.
- Statine zur Senkung erhöhter Cholesterinwerte verabreichen.
- Interventionelle Therapieverfahren zur Revaskularisierung durchführen wie z. B.
  - perkutane transluminale koronare Angioplastie (PTCA),
  - Bypassoperation,
  - transmyokardiale Laserrevaskularisation (in klinischer Erprobung),
  - Herztransplantation.

Instabile Angina pectoris:

- Therapie auf der Intensivstation mit Heparin, ASS, Nirate, Betablocker einleiten.
- Bei Bedarf Thrombolyse durchführen.
- Koronarangiografie anmelden.
- Begleiterkrankungen wie z. B. Hypertonie, Tachykardie, Anämie behandeln.

> **!** Ist weltweit häufigste Todesursache.
>
> Prävention der Arteriosklerose durch gesunden Lebensstil einhalten.
>
> Latent (asymptomatische KHK, stumme Ischämie) oder manifest (symptomatische KHK) auftretend.
>
> Es werden stabile, instabile und Sonderformen im Verlauf unterschieden.
>
> Das Herzinfarktrisiko nimmt mit Häufigkeit und Schwere der Angina-pectoris-Anfälle zu.

6. Akuter Myokardinfarkt (Akuter Herzinfarkt)

Krankheitsbild

Umschriebene Nekrosen des Herzmuskelgewebes infolge plötzlich auftretender Ischämie entweder aller Wandschichten der Myokardmuskulatur (transmuraler Myokardinfakt) oder nur des Endocards (nichttransmuraler Myokardinfarkt).

Linksherzinfarkt: Die linke Herzhälfte ist betroffen.
Rechtsherzinfarkt: Die rechte Herzhälfte mit Anteilen der linken Herzhälfte ist betroffen; selten!
Vorderwandinfarkt: Die linke Herzhälfte ist betroffen durch Verschluss eines Astes der linken Koronararterie des Ramus interventricularis anterior; häufig!
Hinterwandinfarkt: Die rechte Herzhälfte ist betroffen durch Verschluss eines Astes der rechten Koronararterie oder der Ramus circumflexus der linken Koronararterie.

! Auftreten: Zwischen 2:00 und 3:00 Uhr, da es während dieser Zeit zu Konzentrationsschwankungen von Hormonen und Blutgerinnungsstoffen kommt.

Ca. die Hälfte aller Betroffenen sterben aufgrund des Myokardinfarkts innerhalb der ersten Stunden bzw. Tage.

Männer sind häufiger betroffen als Frauen.

Das Hauptrisikoalter beginnt immer früher:
- Männer: vor dem 40. Lebensjahr,
- Frauen: nach den Wechseljahren, wenn die Östrogenproduktion abnimmt.

Ursachen:
- Verschluss durch einen Thrombus, hochgradige Einengung einer oder mehrerer Herzkranzarterienäste, meistens als Komplikation einer Arteriosklerose, Aufbrechen einer ulzerösen, atherosklerotischen Plaque
- Vasospasmus
- unzureichende Sauerstoffversorgung aufgrund von Durchblutungsstörungen
- Risikofaktoren, wie z. B. Koronare Herzkrankheit (s. S. 60), erhöhter Fibrinogenspiegel im Blut, der die Gerinnungsneigung fördert, Hyperlipoproteinämie (s. S. 32), Hypertonie (s. S. 36), Diabetes mellitus (s. S. 144), Nikotinabusus, Adipositas, Bewegungsmangel, hektische Lebensweise
- plötzliche Kraftanstrengung oder Stresssituation, die zur Hypertonie und dadurch zu vermehrtem Sauerstoffbedarf des Herzmuskels führt

Symptome

- Engegefühl in der Brust (Angina pectoris-Beschwerden, s. S. 60)
- Angstgefühl bis Todesangst
- plötzlich auftretende, anhaltende, starke Thoraxschmerzen mit Ausstrahlung in die linke und rechte Körperhälfte
- **Hinterwandinfarkt:** Ausstrahlende Schmerzen auch in die Schulterblätter, den Oberbauch, den linken Unterkiefer
- Unruhe
- Atemnot
- Herzrhythmusstörungen, wie z. B. supraventrikuläre Tachykardien, Kammerflimmern und oder -flattern
- Blutdruckabfall, aber auch normaler oder leicht erhöhter Blutdruck bei erhöhtem Sympathikotonus
- Normaler Puls, Tachykardie oder Bradykardie
- Bei Frauen: Übelkeit, Erbrechen
- Bei Männern: Kalter Schweiß auf Stirn und Oberlippe

Pflege

- Oberkörper hoch, Beine tief lagern.
- Sofort Notarztwagen informieren, Krankenhauseinweisung organisieren.
- ***Strenge Bettruhe in der Akutphase einhalten!***
- Stressfaktoren ausschalten.
- Für eine ruhige Umgebung sorgen.
- Beengende Kleidung entfernen.
- Venenverweilkanüle legen.
- Vitalzeichen engmaschig kontrollieren.
- ***Kein Abklatschen oder -klopfen vornehmen!***
- ***Kein ruckartiges Umlagern!***
- Frühestens ab dem zweiten Tag, die strenge Bettruhe über 1–3 Wochen stufenweise lockern, um einer Phlebothrombose sowie einer Lungenembolie vorzubeugen.

! Maßnahmen zur Obstipationsprophylaxe durchführen (s. S. 209).

Therapie und Behandlung nach AVO (ärztlicher Verordnung)

- Sedierung mit z. B. Diazepam vornehmen.
- Acetylsalicylsäure 500 mg verabreichen.
- ***Keine i.m.-Injektionen durchführen!***
- 3 l Sauerstoff/min per Nasensonde verabreichen.
- Analgetika, z. B. Morphin verabreichen.

- Betarezeptorenblocker oder ACE-Hemmer zur Prophylaxe von Herzrhythmusstörungen verabreichen, wenn keine Herzinsuffizienz vorliegt.
- evtl. Thrombolysetherapie einleiten.
- Bei **Kammerflimmern**: Wiederbelebung und Defibrillation durchführen.
- Lidocain, Katecholamine zur Verbesserung der Herzleistung verabreichen.
- Medikamentöse Langzeittherapie bei Patienten mit Myokardinfarkt (s. S. 194)

! Als Komplikationen können nach einem Herzinfarkt ein Kreislaufkollaps mit Bewusstlosigkeit oder eine Lungenembolie auftreten.

Komplikationen wie z. B. Herzrhythmusstörungen, Vorhofflimmern mit absoluter Tachyarrhythmie, Lungenödem, kardiogenem Schock vermeiden.

Laut WHO zurzeit die häufigste einzelne Todesursache auf der Welt.

Nitroglyzerin, ein bei Angina-pectoris gut wirksames Medikament, verbessert bei einem Myokardinfarkt nicht oder nur geringfügig die Symptome.

Bereits nach 20–30 Minuten beginnt das Herzmuskelgewebe abzusterben und innerhalb von 6 Stunden ist das minderversorgte Muskelgewebe irreparabel geschädigt (Herzmuskelnekrose).

Frühzeitige, optimale Akutbehandlung und konsequente Langzeitbehandlung lassen die Letalität sinken.

Bei Überleben bildet sich eine feste Narbe, die jedoch nicht die Kontraktionsfähigkeit hat. Dadurch ist die Pumpfunktion reduziert.

„Stummer Infarkt“: asymptomatischer Myokardinfarkt v. a. bei Diabetes mellitus infolge autonomer, diabetischer Neuropathie oder bei älteren Menschen.

Bei älteren Menschen kann sich der Herzinfarkt auch in Verwirrtheitszuständen aufgrund der mangelnden Blutversorgung des Gehirns äußern.

Tachypnoe, Dyspnoe oder Orthopnoe, feuchte Rasselgeräusche oder ein dritter Herzton sind Symptome einer beginnenden Linksherzinsuffizienz (s. S. 52).

Keine Thrombolysetherapie durchführen bei z. B. Blutungsneigung, innerer Blutung, Operation innerhalb 10 Tage bis 6 Wochen, unkontrollierbarer Hypertonie, zerebralem Tumor.

Fieber frühzeitig senken.

Rehabilitation nach einem Myokardinfarkt (s. S. 194)

Erkrankungen des Atmungssystems

1. Anatomie: Die Lunge

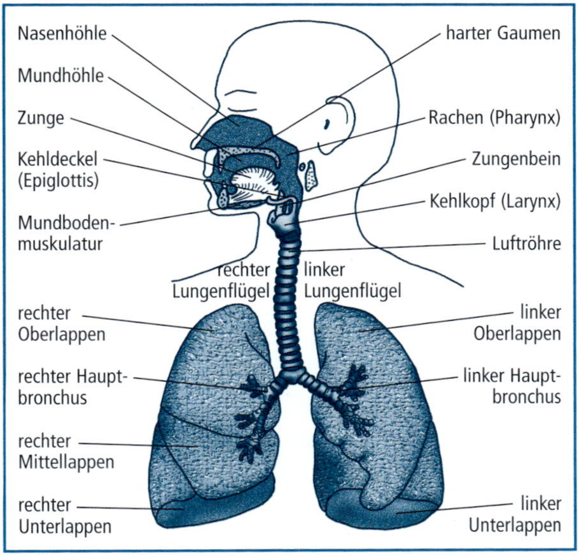

Obere Atemwege: Nase, Nasennebenhöhlen, Rachen (Pharynx)

Untere Atemwege: Kehlkopf (Larynx), Luftröhre (Trachea), Bronchien mit Bronchiolen und Alveolen sowie das Lungengewebe

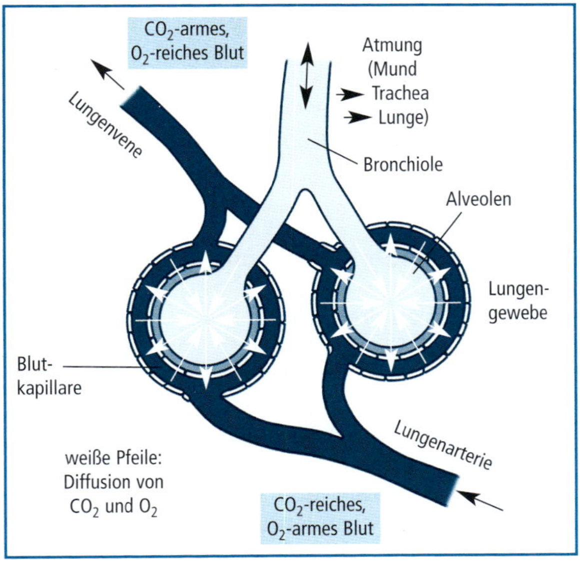

Der zwischen den Alveolen und den Blutkapillaren stattfindende Gasaustausch: Kohlendioxidreiches, sauerstoffarmes Blut aus der rechten Herzkammer diffundiert durch die dünne Grenzschicht aus den Blutkapillaren in die Alveolen und Sauerstoff aus den Alveolen diffundiert in die Blutkapillaren. Das sauerstoffreiche Blut fließt über die Lungenvenen zum linken Vorhof des Herzens (s. S. 51).

2. Influenza (Grippe)

Krankheitsbild

Akute virale Infektion der Atemwege durch Tröpfcheninfektion, die mit Schädigung der Schleimhäute der Atemwege einhergeht.

Inkubationszeit:
- ein bis drei Tage
- erste Symptome können sich bereits nach wenigen Stunden zeigen

Ursachen:
- Influenza-Viren des Typs A, B oder C

Symptome
- hohes Fieber bis zu 40° C, oft mit Schüttelfrost
- schweres Krankheitsgefühl
- Kopf-, Glieder- und Rückenschmerzen
- Augenbrennen
- Schmerzen beim Atmen
- Schnupfen
- Bei Entzündungen der Atemwege:
  - trockener Husten
  - Halsschmerzen
  - Heiserkeit
- Begleitende Symptome:
  - Konjunktivitis (s. S. 14)
  - Herpes labialis
  - scharlachartiger oder bläschenförmiger Hautausschlag

Pflege
- Bettruhe einhalten:
  - zur Entlastung des Kreislaufs und zur Vorbeugung von Komplikationen,
  - auch nach der Entfieberung bis zu drei Tagen.
- Patient beobachten:
  - Haut,
  - Husten und Sputum,
  - Vitalzeichen, wie z. B. Puls, Blutdruck, Temperatur.
- Bei Bedarf Bett- und Körperwäsche wechseln.
- Bei Bedarf Hilfe bei der Körperpflege anbieten.
- Leicht verdauliche und vitaminreiche Kost verabreichen.
- Ausreichend Flüssigkeit zuführen.

> **!**
> Maßnahmen zur Thrombo-Embolie-Prophylaxe durchführen (s. S. 208).
> Maßnahmen zur Pneumonieprophylaxe durchführen (s. S. 205).
> Maßnahmen zur Obstipationsprophylaxe durchführen (s. S. 209).

Therapie und Behandlung nach AVO (ärztlicher Verordnung)
- Virustatika, wie z. B. Amantadin verabreichen.
- Bei bakterieller Sekundärinfektion Antibiotikum verabreichen.

Symptombezogene Behandlung:
- Bei trockenem Husten Antitussiva verabreichen.
- Bei Auswurf Expektorantien verabreichen.
- Bei Fieber fiebersenkende Mittel verabreichen.
- Bei Schmerzen Analgetika verabreichen.

> **!**
> Influenza ist nach dem Infektionsschutzgesetz meldepflichtig.
>
> Eine erneute Erkrankung ist nach relativ kurzer Zeit möglich, da sich die Viren stark verändern.
>
> Eine Schutzimpfung bietet keinen sicheren und zudem nur kurzzeitigen Schutz. Deshalb wird die Impfung nur besonders komplikationsgefährdeten Menschen empfohlen.
>
> Komplikationen bei Abwehrgeschwächten, älteren Menschen und Menschen mit Vorerkrankungen der Atemwege:
> - toxisch bedingte Schädigung des Herzens (Grippemyokarditis), der Gefäße oder des ZNS mit Nervenentzündung,
> - Kreislaufversagen,
> - bakterielle Folgeinfektion der Schleimhäute,
> - Grippepneumonie,
> - Verschlimmerung bestehender Atemwegserkrankungen,
> - Otitis media chronica mesotympanalis (s. S. 26),
> - Meningitis (s. S. 190),
> - Darmentzündung,
> - Erkrankungen der Niere und der Harnwege,
> - möglich ist auch ein tödlicher Verlauf.
>
> Grünliches Sputum deutet auf eine bakterielle Folgeinfektion.
>
> Keine Antitussiva zusammen mit Expektorantien verabreichen.
>
> Die Pflegepersonen
> - tragen Mundschutz,
> - desinfizieren sich die Hände,
> - vermeiden Kontakt von Augen und Mund.

3. Pneumonie (Lungenentzündung)

Krankheitsbild

Akute Infektion des Lungenparenchyms durch allergische, physikalisch-chemische oder infektiöse Faktoren. Die Alveolen sind davon häufiger betroffen als das Lungengerüst.

- **Gefährdete Personen:**
  - ältere oder Abwehrgeschwächte mit chronischen Erkrankungen, insbesondere des Herzens und der Lunge
  - Unterernährte
  - Alkoholkranke
  - Raucher
- **Unterteilung:**
  - **Primäre Pneumonie:** bei zuvor gesunden Personen
  - **Sekundäre Pneumonie:** bei bereits erkrankten Personen, z. B. mit Bronchitis, Herzinsuffizienz, Tumor
- **Unterscheidung nach lokalem Befall der Lunge:**
  - **Lobärpneumonie** (Lungenlappen)
  - **Bronchopneumonie** (Unterschiedlich große, oft konfluierende Herde an den Bronchien)
  - **Interstitielle Pneumonie** (Bindegewebe der Lunge)
  - **Pleuropneumonie** (Lunge und Brustfell)
- **Unterscheidung nach Ausbruch der Symptome:**
  - **Typische Pneumonie:** Bakterien wie z. B. Pneumo-, Strepto- oder Staphylokokken verursachen hochakute Symptome.
  - **Atypische Pneumonie:** Chlamydien, Mykoplasmen, Legionellen, Viren wie z. B. bei einer Lungentuberkulose verursachen schleichende Symptome.

Symptome einer typischen Pneumonie

- hohes Fieber, Schüttelfrost
- Husten
- eitriger, gelblicher oder grüner Auswurf
- durch Blutbeimengungen rötlich-brauner Auswurf
- Dyspnoe
- pleuritischer Schmerz
- süßlicher, auch übelriechender Mundgeruch
- schnelle und flache Schonatmung, die Nasenflügel bewegen sich deutlich mit evtl. Zyanose

Symptome einer atypischen Pneumonie

- trockener Husten
- Fieber < 39,0° C
- mäßig beeinträchtiges Allgemeinbefinden

Pflege
- Körperlich schonen.
- Bettruhe bei Fieber einhalten.
- Mundpflege durchführen.
- Ausreichend Flüssigkeit zuführen.
- Maßnahmen zur Pflege von Patienten mit Fieber durchführen (s. S. 203).
- Patient beobachten:
  - Haut,
  - Ausscheidung,
  - Vitalzeichen, wie z. B. Puls, Blutdruck, Bewusstsein, Temperatur.

! Maßnahmen zur Thrombo-Embolie-Prophylaxe durchführen (s. S. 208).
Maßnahmen zur Pneumonieprophylaxe durchführen (s. S. 205).

Therapie und Behandlung nach AVO (ärztlicher Verordnung)
- Antibiogramm durchführen.
- Antibiotikum auswählen.
- Tetracykline gegen Mykoplasmen, Chlamydien einsetzen.
- Erythromycin gegen Legionellen einsetzen.
- Antimykotika bei Pilzpneumonie einsetzen.

Symptombezogene Behandlung:
- Bei trockenem Husten Antitussiva verabreichen.
- Bei Auswurf Expektorantien verabreichen.
- Bei Fieber fiebersenkende Mittel verabreichen.
- Bei Schmerzen Analgetika verabreichen.

! Der lokale Befall der Lunge ist einzig durch das Röntgenbild zu diagnostizieren.

Keine Antitussiva zusammen mit Expektorantien verabreichen.

Prognose:
- Bei der primären Pneumonie, durch Bakterien oder Viren verursacht, ist die Prognose meist gut.
- Bei der sekundären Pneumonie kommt es häufig zu Komplikationen, wie z. B. respiratorische Insuffizienz, Lungenabszess, Pleuraerguss, Pleuraempyem, Herzinsuffizienz, Kreislaufsymptome bis hin zum Schock, Thrombose mit Thrombo-Emboliegefahr, systemische Erregerausbreitung (z. B. mit Meningitis).

Die Impfung gegen Pneumokokken wird allen Personen ab dem 60. Lebensjahr sowie Personen mit Immundefekten und verschiedenen Grunderkrankungen empfohlen.

4. Akute Bronchitis

Krankheitsbild

Infektion der oberen Atemwege (Nasen- und Rachenraum) und häufig auch der Trachea (Tracheitis), die sich häufig in den Wintermonaten ereignet.

Ursachen:
- Viren
- Bakterien
- Pilze
- chemische Reize, wie z. B. Rauch oder Säuren
- Begleitsymptom bei systemischen Viruserkrankungen, wie z. B. Masern

Symptome
- fieberhafter Infekt der oberen Luftwege
- allgemeines Krankheitsgefühl
- Hals-, Kopf-, Gliederschmerzen
- Schnupfen
- erst trockener, oft schmerzhafter Husten, dann produktiver Husten
- schleimig-eitriges Sputum
- Brustschmerzen
- trockene oder feuchte Rasselgeräusche
- selten Fieber über 39 °C

Pflege
- Bei Fieber Bettruhe einhalten.
- Leicht verdauliche und vitaminreiche Kost verabreichen.
- Ausreichend Flüssigkeit zuführen (ca. 3–4 l täglich).
- Bei trockenem Husten in Einatemstellung die Luft anhalten und oberflächlich weiteratmen lassen oder gegen die geschlossen Lippen anhusten lassen.
- Bei mangelhaftem Abhusten
  - die Raumluft anfeuchten,
  - Inhalation anbieten,
  - Vibrationsmassage durchführen.
- Ausreichend Frischluft anbieten, Zugluft vermeiden.

Therapie und Behandlung nach AVO (ärztlicher Verordnung)
- Virostatika und/oder Antibiotika verabreichen.

Symptombezogene Behandlung:

- Bei behinderter Nasenatmung abschwellende Nasentropfen verabreichen.
- Bei Auswurf Expektorantien verabreichen.
- Bei quälendem Reizhusten Antitussiva verabreichen.
- Bei Fieber fiebersenkende Mittel verabreichen.
- Bei Schmerzen Analgetika verabreichen.
- Bei bakterieller Infektion Antibiotikum verabreichen.

! Antitussiva hemmen das erwünschte Abhusten des Sputums, deshalb nicht zusammen mit Expektorantien oder Sekretolytika verabreichen.

Beim gesunden, alten Menschen heilt die akute Bronchitis ohne Folgeschäden ab.

Bei bestehenden Lungenerkrankungen kann sich eine Pneumonie sowie eine Beeinträchtigung des Gasaustausches (respiratorische Insuffizienz) entwickeln. Die Gefahr eines Asthmaanfalls ist erhöht.

5. Chronische Bronchitis

Krankheitsbild

Laut WHO: *Husten und Auswurf an den meisten Tagen von mindestens drei Monaten zweier aufeinanderfolgender Jahre mit der Folge einer zunehmenden Schwellung und Verengung der Bronchien.*

Drei Schweregrade:

1. **Einfache chronische Bronchitis:** Schleimig-weißer Auswurf ohne bronchiale Obstruktion („Raucherhusten")
2. **Chronisch-obstruktive Bronchitis (COLD)** (s. S. 74): Obstruktion (obstruktive Ventilationsstörung) durch Bronchospasmus und chronischer Schleimhautschwellung (Schleimhautödem), einhergehend mit Auswurf, Dyskrinie und erhöhtem Strömungswiderstand in den Atemwegen. Die Folge ist eine erschwerte Ein- und Ausatmung, gelegentlich auch mit Anfällen von Atemnot mit der Folge eines Asthma bronchiales (s. S. 76).
3. **Obstruktives Emphysem:** Chronisch-obstruktive Bronchitis (COLD), einhergehend mit vergrößertem Residualvolumen und verminderter Gasaustauschfläche

Ursachen:

- **Primäre chronische Bronchitis:**
  - Bei ca. 90 % aller Fälle durch langjährigen, regelmäßigen Nikotinabusus
  - selten sind andere Luftverunreinigungen die Ursache
- **Sekundäre chronische Bronchitis:**
  - Bronchitis bei anderer Grunderkrankung, wie z. B. Lungenfibrose
  - länger bestehender Blutstau in den Lungengefäßen

Symptome

- morgendlicher Husten mit schleimig-weißem Auswurf („Raucherhusten")
- anfallsartige Belastungsdyspnoe
- akute infektiöse Exazerbationen (infektbedingte Verschlimmerungen)
- Sauerstoffmangel, Kohlendioxidanreicherung
- Rechtsherzinsuffizienz
- „Fassthorax"
- Giemen und brummende Atemgeräusche als Zeichen der Bronchienverengung
- Halsvenenstauung
- Ödeme an den Beinen
- Trommelschlegelfinger
- Uhrglasnägel

Pflege

- Aktives Rauchen unterlassen und passives Rauchen vermeiden.
- Umwelteinflüsse, wie z. B. Kälte und Nebel meiden.
- Flüssigkeit zuführen.
- Zur korrekten Anwendung eines Dosieraerosols anleiten.
- Atemgymnastik zum Erhalt der Thoraxbeweglichkeit durchführen.
- Geringe bis mäßige, aber regelmäßige sportliche Betätigung durchführen.
- Sauerstoff nach AVO verabreichen.
- Patient beobachten:
  - Husten und Sputum,
  - Hautfarbe,
  - Vitalzeichen, wie Atmung, Körpertemperatur, Puls Blutdruck, Bewusstsein.

Therapie und Behandlung nach AVO (ärztlicher Verordnung)

- Sekretolytika verabreichen.
- Bei bakterieller Atemwegsinfektion Antibiotikum verabreichen.
- Antiobstruktive Dauertherapie einleiten.
- Bei Exazerbation Kortikoide zeitlich begrenzt verabreichen.

! Über Jahre hinweg zeigen sich kaum Beschwerden.

Durch gehäuft auftretende Infekte verschlimmern sich die Symptome.

Prognose:

- Wird die Ursache frühzeitig ausgeschaltet, kann die chronische Bronchitis ausheilen.
- Ohne Therapie kann sich ein Lungenemphysem (s. S. 80) entwickeln.
- Nach jahrzehntelangem Verlauf führt die Erkrankung zu einem Cor pulmonale und einer respiratorischen Insuffizienz.

In kalten Monaten häufen sich akute Infektionen der Bronchien durch bakterielle Besiedelung des vorgeschädigten Gewebes.

Keine Antitussiva zusammen mit Expektorantien verabreichen.

Keine Acetylsalicylsäure verabreichen, weil dadurch die Bronchialobstruktion verstärkt wird.

6. Chronisch-obstruktive Bronchitis (COLD)

Krankheitsbild

Chronische Bronchitis mit Verlegung der Bronchien. Die Obstruktion (obstruktive Ventilationsstörung) ist durch einen Bronchospasmus und chronischer Schleimhautschwellung (Schleimhautödem) bedingt. Der Strömungswiderstand in den Atemwegen ist erhöht und dadurch die Ein- und Ausatmung erschwert.

Ursachen:
- Rauchen
- Luftverschmutzung

Die Inhalation der Gifte im Zigarettenrauch zerstören das Flimmerepithel der Bronchien. Dadurch werden Schleim und Schadstoffe nicht ausreichend abtransportiert mit der Folge einer chronischen Schleimhautentzündung in den Bronchien (Bronchitis). Die Schleimhaut atrophiert, die Bronchiolen werden instabil, erschlaffen und kollabieren während der Ausatmung, da diese dem exspiratorischen Druck nicht standhalten können. So entsteht die Verlegung (Obstruktion) der Bronchien während der Ausatmung.

Symptome
- morgendlicher Husten mit klarem Auswurf oder durch bakterielle Infektion eitriger Auswurf
- belastungsabhängige Dyspnoe
- Leistungsabfall
- Ausbildung eines Lungenemphysems
- respiratorische Insuffizienz
- Rechtsherzinsuffizienz durch die vermehrte Druckbelastung der rechten Herzkammer aufgrund der Veränderungen in der Lunge
- Bronchiektasen aufgrund der Druckerhöhung in den Atemwegen. In diesen sackartigen Erweiterungen der Bronchien sammelt sich eitriges Bronchialsekret und führt zu massivem, meist übel riechendem Auswurf.
- Zyanose der Lippen und Finger
- Ödeme

Pflege
- Aktives Rauchen unterlassen und passives Rauchen vermeiden.
- Umwelteinflüsse, wie z. B. Kälte und Nebel meiden.
- Geringe bis mäßige, aber regelmäßige sportliche Betätigung zur Aufrechterhaltung der Leistungsfähigkeit von Herz und Lunge durchführen.

- Atemübungen zur vertieften Atmung oder Bauchatmung durchführen.
- Zur Anwendung der „Lippenbremse“ anleiten.
- Sekretlösende Lagerung z. B. Drainagelagerung anwenden.
- Pflege bei akuter Bronchitis (s. S. 70).
- Pflege bei Pneumonie (s. S. 69).

Therapie und Behandlung nach AVO (ärztlicher Verordnung)
- Sekretolytika verabreichen.
- Beta-2-Sympathomimetika verabreichen.
- Theophyllin verabreichen.
- Glucocorticoide verabreichen.

! Lungenemphysem, Rechtsherzinsuffizienz und Bronchiektasen sind irreversible Veränderungen. Das bedeutet, dass keine Rückbildung mehr möglich ist.

Spezielle Atemtrainingsgeräte z. B. Triflow®, Mediflow® nach AVO unterstützen die Lungenbelüftung und Sekretlösung.

Medikamente, die den Atemantrieb senken, wie z. B. Schlafmittel, nur nach strenger Indikation verabreichen, da die Gefahr des Atemstillstands besteht.

Sauerstofftherapie kann zur Lähmung des Atemantriebs mit Anstieg der Kohlendioxidkonzentration im Blut führen und so zur Kohlendioxid-Narkose und zum Atemstillstand führen.

7. Asthma bronchiale

Krankheitsbild

Entzündliche Erkrankung der Atemwege mit gesteigerter Reaktion und unterschiedlicher Obstruktion der Bronchien. Die Obstruktion der Atemwege führt zur Überblähung und Minderbelüftung (Hypoventilation) der Alveolen. Das thorakale Gasvolumen ist durch die behinderte Ausatmung erhöht. Insgesamt ist die Lunge überbläht (fassförmiger Thorax). Dadurch, dass die Einatemluft nur schwer ausgeatmet werden kann, wird der Druck der Exspirationsmuskulatur so gesteigert, dass sich der intrathorakale Druck stark erhöht und es zu einer zusätzlichen Kompression der Alveolen kommt.

Abnorme Reaktionsbereitschaft des Bronchialsystems auf zahlreiche verschiedene Reize:

- spastische Kontraktion der Bronchialmuskulatur
- ödematöse Schwellung der Bronchialschleimhaut
- Bildung eines abnormen, glasigen, zähen Schleims (Dyskrinie)

Ursachen:

- **Exogen-allergisches Asthma bronchiale:** Allergische Reaktion nach Inhalation von Allergenen, wie z. B. Pollen, Hausstaub, Tierschuppen, Tierhaaren, Federn, Pilzsporen in das Bronchialsystem oder genetisch bedingt
- **Nicht-allergisches, endogenes Asthma bronchiale:** Intoleranzreaktion (Überempfindlichkeitsreaktion) durch Infekte der Atemwege, Analgetika, Chemikalien ohne Nachweis eines bestimmten Allergens

Symptome

- anfallsweise eintretende Atemnot durch reversible Obstruktion des Bronchialsystems
- Patient sitzt Arme aufstützend, nach Luft ringend
- hypersonores Perkussionsgeräusch
- trockene Rasselgeräusche, wie z. B. Giemen, Pfeifen, Brummen
- erschwerte und verlängerte Ausatemphase
- starke Hustenanfälle
- Produktion von nur kleinen Mengen zähen, glasigen Schleims
- Schweiß
- Blässe
- Zyanose
- Tachykardie

Pflege

- Individuellen Therapieplan erstellen.
- Patient beruhigen, Sicherheit vermitteln.
- Oberkörper hochlagern.
- Atemhilfsmuskulatur einsetzen.
- Atemluft anfeuchten.
- Vorsichtige Klopfmassage zur Erleichterung des Abhustens durchführen.
- Zur Anwendung der „Lippenbremse" anleiten.
- Flüssigkeit 2–3 l/täglich trinken lassen.
- Patient über Wirkung, Nebenwirkung, Wechselwirkung von Medikamenten, Hustentechnik, Risikofaktoren, körperlicher Belastung, Ernährung schulen.
- Über Hyposensibilisierung beraten.
- Über Selbsthilfegruppen informieren.
- Bei Bedarf psychosomatische Therapie anbieten.

Therapie und Behandlung nach AVO (ärztlicher Verordnung)

- Glucokortikoide, Bronchodilatatoren, Antileukotriene, Chromoglicinsäure verabreichen.
- Bei Infektion der Atemwege Antibiotika verabreichen.

! Patienten mit exogen-allergischem Asthma bronchiale hatten in der Säuglingszeit häufig Milchschorf und später Neurodermitis. Schübe von Neurodermitis und Asthma bronchiale wechseln im Laufe der Zeit ab.

Ein langer, über 12 Stunden anhaltender Asthmaanfall (Status asthmaticus) muss als hochgefährdeter Notfall behandelt werden, da mit Versagen des rechten Herzens der Anfall tödlich enden kann. Der Patient entleert größere Mengen glasigen, zähen Schleims.

Im akuten Asthmaanfall Glucokortikoide parenteral in Kombination mit Bronchodilatatoren verabreichen.

Sedierende Medikamente und Sauerstoff nur nach strenger Indikation und Überwachung anwenden.

8. Lungenödem

Krankheitsbild

Ansammlung von Gewebswasser im Lungenparenchym und in den Alveolen nach einer leichten Wasseransammlung im Gewebe (Lungenstauung), wodurch der Sauerstoffaustausch in der Lunge behindert wird.

Formen:
- **Interstitielles Lungenödem:** Flüssigkeitsansammlung im Zwischengewebe der Lunge
- **Alveoläres Lungenödem:** Flüssigkeitsansammlung in den Alveolen mit der Folge des behinderten Gasaustausches und zunehmendem Atemversagen

Ursachen:
- Linksherzinsuffizienz, aufgrund der Kontraktionsschwäche des Myokards. Es kommt zur Rückstauung des Blutes in den Lungenkreislauf und Wasseraustritt aus den Blutgefäßen in das Gewebe und in die Alveolen.
- Eiweißmangel, wie z. B. bei Nierenerkrankungen. Wasser, das sich im Blut an die Eiweißmoleküle bindet, wird bei Eiweißmangel frei und tritt aus den Blutgefäßen in das Gewebe.
- Überwässerung des Körpers
- Infekte, wie z. B. Lungenentzündung
- schwere allergische Reaktionen der Lunge
- Vergiftungen, wie z. B. Rauchvergiftung oder Einatmen von Reizgasen

Symptome

- zunehmende Dyspnoe
- Unruhe
- Todesangst
- Tachypnoe
- feuchte, rasselnde oder brodelnde Atemgeräusche
- Husten mit flüssigem, teils schaumig rotem Auswurf
- Zyanose
- Schocksymptomatik, wie z. B. Blutdruckabfall, Tachykardie, kalter Schweiß bis Kreislaufversagen

Pflege

- Oberkörper hoch, Beine tief lagern.
- Bei Bedarf absaugen.
- Blutdruck und Puls kontrollieren.
- Notarzt informieren.
- Patient nicht alleine lassen.

Therapie und Behandlung nach AVO (ärztlicher Verordnung)

- Bei systolischem Blutdruckwert von 100 mmH, Bedarfsmedikation, wie z. B. Sublingualspray oder Sublingualkapsel mit Nitraten, verabreichen.
- Sauerstoff über eine Nasensonde verabreichen.

! Das akute Lungenödem ist durch die lebensbedrohliche Atemstörung ein lebensgefährliches Krankheitsbild:

- Sofortige Einweisung auf eine Intensivstation organisieren.
- Pulsoxymetrie anlegen (Messung der peripheren Sauerstoffsättigung).
- Diuretika i. v. injizieren.
- Atemwegssekret aus der Luftröhre absaugen.
- Bei schwerem Lungenödem, Patient intubieren und künstlich beatmen.

9. Lungenemphysem

Krankheitsbild

Überdehnung des Lungenparenchyms mit Zerstörung der Alveolen und Alveolarsepten aufgrund der anhaltenden obstruktiv bedingten Druckerhöhung im Bronchialsystem durch chronische Entzündungsprozesse.

- Beim Ausatmen verbleibt die Restluft in den Alveolen, da die erschlafften Alveolarwände sich um den Bronchiolus stülpen. Die Ausatmung wird insuffzient.
- Die Bildung immer größerer Emphysemblasen führt zur Verminderung der Gasaustauschfläche und Totraumvergrößerung und dadurch zur respiratorischen Insuffizienz.
- Neben der Gasaustauschfläche sind auch die pulmonalen Blutgefäße verringert. Durch diese Druckerhöhung im Bronchialsystem (pulmonale Hypertonie) bildet sich ein chronisches Cor pulmonale mit respiratorischer Globalinsuffizienz.

Ursachen:
- Chronische Bronchitis, wobei ein Missverhältnis zwischen protektiven und aggressiven Enzymen in der Lunge besteht und dadurch die Lungenstrukturen geschädigt werden.
- Nikotinabusus

! **Zwei typische Emphysemtypen:**
- **Blue bloater** bei chronischer Bronchitis mit Übergewicht, Zyanose, gestaute Halsvenen, Ödemen und produktivem Husten. Durch den Sauerstoffmangel kommt es zur Vermehrung der Erythrozyten.
- **Pink puffer** mit Untergewicht, starker Atemnot ohne Zyanose, sondern rosiger Hautfarbe, Fassthorax und trockenem Reizhusten

Symptome
- chronische Atemnot, verstärkt bei körperlicher Belastung
- Husten, Auswurf
- Zyanose
- „Fassthorax" mit starrem, wenig atembeweglichen Bruskorb und horizontal verlaufenden Rippen
- trockene Rasselgeräusche, wie z. B. Giemen, Pfeifen, Brummen
- evtl. Symptome einer chronisch-obstruktiven Bronchitis (s. S. 74)
- im Spätstadium Symptome einer Rechtsherzinsuffizienz (s. S. 53)
- durch Minderversorgung des Gehirns mit Sauerstoff sowie durch den erhöhten Gehalt des Blutes an Kohlendioxid:
  - Kopfschmerzen
  - Erregbarkeit
  - Verwirrtheit

- Tremor
- Benommenheit bis zur Bewusstlosigkeit

Pflege

- Absolute Nikotinkarenz einhalten.
- Atemübungen durchführen.
- Zur Anwendung der „Lippenbremse“ anleiten.
- Gezieltes Ausdauertraining durchführen.
- Sauerstofflangzeittherapie von 12–16 Stunden täglich durchführen.
- Pflege bei chronisch-obstruktiver Bronchitis (s. S. 74).

Therapie und Behandlung nach AVO (ärztlicher Verordnung)

- Antiobstruktive Therapie wie bei Asthma bronchiale (s. S. 77) durchführen.
- Bei Verschlechterung durch Infekte Kortikoide verabreichen.
- Bei bakteriellen Atemwegsinfekten Antibiotikum verabreichen.
- Bei Rechtsherzinsuffizienz Diuretika verabreichen.
- Bei Polyglobulie Aderlass durchführen.
- Große Emphysemblasen chirurgisch entfernen.
- Volumenreduktionsplastik durchführen, nachdem die besonders betroffenen Lungenpartien chirurgisch entfernt wurden.

! Selten sind Menschen vor dem 50. Lebensjahr von einem Lungenemphysem betroffen. Dann muss ein Alpha-1-Antitrypsin-Mangel ausgeschlossen werden.

Beim physiologischen „Altersemphysem“ ist die Lebenserwartung der Betroffenen kaum eingeschränkt, da die Erkrankung langsam fortschreitet. Das Altersemphysem beschreibt den Elastitizitätsverlust und nicht die Destruktion des Lungengewebes.

Die Therapie verhindert ein Fortschreiten des Krankheitsbildes.

Nur bei wenigen Patienten wird eine Lungentransplantation durchgeführt.

10. Lungenembolie

Krankheitsbild

Verschluss einer Lungenarterie meist durch einen Embolus. Ein Thrombus wird zu einem Embolus, wenn er sich von den tieferliegenden Bein- oder Beckenvenen löst und mit dem Blutstrom über den rechten Herzvorhof und die rechte Herzkammer bis in die Lungenarterie gelangt. Bei ca. 10 % der betroffenen Patienten tritt als Komplikation der tiefen Beinvenenthrombose (s. S. 42) der Tod ein. Das nachfolgende Lungengewebe stirbt ab, die Gasaustauschfläche ist vermindert und es besteht die Gefahr eines plötzlichen Sauerstoffmangels. Durch den erhöhten Widerstand im Lungenkreislauf erhöht sich der Druck in der rechten Herzkammer und es kommt zum akuten Rechtsherzversagen (akutes Cor pulmonale).

Ursachen:
- morgendliches Aufstehen
- Pressen während der Defäkation
- körperliche Anstrengung
- Lösen des Thrombus ohne äußeren Anlass

Risikofaktoren:
- länger andauernde Bettlägerigkeit
- Operationen
- Hormontherapie
- Nikotinabusus
- lange Flugreisen

Symptome

In Abhängigkeit der eingeschränkten Lungendurchblutung durch die Gefäßverlegung:
- plötzlich eintretende Dyspnoe
- atmungsabhängige Schmerzen
- Zyanose
- Husten, evtl. mit blutigem Auswurf
- Tachypnoe
- Angst, Unruhe
- Schocksymptomatik (Blutdruckabfall, Tachykardie, Blässe, Schweiß)

Pflege

- Absolute Bettruhe einhalten.
- Oberkörper zur Erleichterung der Atmung hochlagern.
- Blutdruck und Puls kontrollieren.
- Frischluft zuführen.

! Maßnahmen zur Thrombo-Embolie-Prophylaxe durchführen (s. S. 208).

Therapie und Behandlung nach AVO (ärztlicher Verordnung)
- Schock behandeln.
- Heparin verabreichen, um eine weitere Ausbreitung der Lungenembolie zu verhindern.
- evtl. Lysetherapie durchführen.
- Embolektomie durchführen.
- Sauerstoff verabreichen.
- Analgetika verabreichen.
- Langzeittherapie mit Antikoagulanzien durchführen.

! Gehäuftes Auftreten morgens nach dem Aufstehen, beim Pressen während der Defäkation, bei körperlicher Anstrengung.

Die Lungenembolie
- ist ein Notfall. Deshalb sofort den Notarzt verständigen.
- Tritt häufig in Schüben auf. Auch nach Besserung der Symptome Patient beobachten.

Als Folge einer Lungenembolie können folgende **Komplikationen** auftreten:
- Akutes Rechtsherzversagen,
- Pneumonie (s. S. 68),
- Pleuritis.

11. Tuberkulose (Tbc)

Krankheitsbild

Meldepflichtige, weltweit verbreitete chronische, bakterielle Infektionskrankheit, die sich primär in den Atemwegen manifestiert, jedoch auch alle anderen Organe befallen kann. Es kommt zur Bildung von knötchenartigen Gewebsveränderungen mit zentraler Verkäsung (Tuberkulomen) in den betreffenden Organen.

Ursachen:

Tröpfcheninfektion von Mensch zu Mensch mit dem widerstandsfähigen Stäbchen-Bakterium Mycobakterium tuberculosis in der Lunge

Formen und Verlauf:

– **Primäre Tuberkulose (tuberkulöse Erstinfektion):**
  • Inkubationszeit: vier bis sechs Wochen
  • Die Mykobakterien werden mit der Einatemluft in die Lunge transportiert. In den folgenden Wochen bildet sich ein **„Primärkomplex"** aus Primärherd in der Lunge und beteiligten Lymphknoten des Lungenhilus.
  • **Weiterer Krankheitsverlauf:**
    - Bei starkem Immunsystem werden die Mykobakterien zerstört, infizierte Makrophagen werden zum Teil abgetötet, der Primärherd heilt ab oder ist inaktiviert und abgekapselt. Der Tuberkulin-Test ist positiv. Möglich ist auch eine hämatogene Streuung im gesamten Organismus ohne Krankheitswert bzw. Entwicklung zur postprimären Tuberkulose.
    - Bei geschwächtem Immunsystem kommt es zur Bildung einer Frühkaverne, d. h. ein Bronchus wird in die tuberkulöse Nekrose mit einbezogen. Es bildet sich eine **käsige Pneumonie**, das Lungengewebe ist zerstört.
    - Eine lymphogene Streuung der Mykobakterien führt zur tumorartigen Veränderung der Lymphknoten vor allem im Mediastinum und am Hals.

– **Postprimäre Tuberkulose**: isolierte Organtuberkulose, wie z. B. Knochen-, Gelenk-, Nieren-, Genital-, Lymphknoten-, Lungentuberkulose bei geschwächtem Immunsystem durch Streuung der Erreger aus dem Primärkomplex

– **Miliartuberkulose:** Lebensbedrohliche Frühform bei stark geschwächtem Immunsystem, bei der es zu einer Überschwemmung des Blutes mit Tuberkulosebakterien und u. a. zu Hirnhautentzündungen oder schweren Lungenentzündungen kommt.

– **Offene Tuberkulose:** Hauptinfektionsquelle, da die Kavernen offen sind und die Erreger Anschluss an Bronchien, Darm oder Harnwege haben. Mykobakterien sind in Körperflüssigkeiten nachweisbar.

– **Geschlossene, nicht ansteckende Tuberkulose:** Die Erreger sind im Körper abgekapselt. Es sind keine Mykobakterien in Körperflüssigkeiten nachweisbar.

Symptome

- **Primäre Tuberkulose:** Bei starkem Immunsystem verläuft eine Tuberkulose symptomlos, zeigt evtl. grippeähnliche Symptome.
  Bei geschwächtem Immunsystem können auftreten:
  • Fieber, Schwitzen,
  • Schwäche,
  • Gewichtsverlust,
  • Kopfschmerzen,
  • Dyspnoe,
  • Husten, im Verlauf mit blutigem Sputum,
  • Erythema nodosum.
- **Postprimäre Tuberkulose:**
  • Symptome werden zunächst nicht wahrgenommen aufgrund der langen Inkubationszeit (4–12 Wochen)
  • Leistungsabfall
  • ständige Müdigkeit
  • Gewichtsverlust
  • subfebrile Körpertemperatur mit Nachtschweiß
  • chronischer Husten, evtl. mit blutigem Sputum und Thoraxschmerzen

Pflege

- Zwei bis drei Wochen auf der Isolierstation behandeln.
- Bettruhe im Akutstadium einhalten.
- Patient beobachten:
  • Allgemeinbefinden,
  • Appetit,
  • Husten und Sputum,
  • Vitalzeichen, wie z. B. Puls, Blutdruck, Temperatur.
- Zweimal wöchentlich wiegen.

Therapie und Behandlung nach AVO (ärztlicher Verordnung)

- Tuberkulostatika in Dreier- oder Viererkombination über 6–9 Monate verabreichen. Einnahme unbedingt überwachen!
- Patient posttherapeutisch 2 Jahre regelmäßig überwachen.

! Die Tuberkulose zählt zu den häufigsten Infektionskrankheiten, wobei ca. ein Drittel der Weltbevölkerung infiziert ist und jährlich ca. 8–9 Millionen Personen neu erkranken.

In Westeuropa infizieren sich ca. 30 Personen auf 100 000 Einwohner jährlich.

Gefährdet sind vor allem Berufstätige im Gesundheitswesen, abwehrgeschwächte Menschen, wie z. B. Alkoholiker, Diabetiker, HIV-Infizierte.

Problematisch sind die Erregerstämme, die eine Resistenz gegen alle bisher effektiven Antibiotika zeigen.

Mykobakterien weisen eine große Widerstandsfähigkeit gegen Umwelteinflüsse aus, weshalb eine Infektion auch indirekt über verseuchte Gegenstände und Materialien erfolgen kann.

Ein positiver Tuberkulin-Test nach ca. 5–6 Wochen nach erfolgter Infektion ist kein Beweis für eine Tuberkulose. Der Organismus hat sich lediglich mit dem Mykobakterium auseinandergesetzt und das kann zur Immunität geführt haben.

Eine sichere Diagnose kann nur durch Nachweis der Mykobakterien in Körperflüssigkeiten gestellt werden.

Bei der Hälfte aller Infizierten wird die Tuberkulose als Zufallsbefund im Röntgenbild erkannt, da sie das harmlose Stadium der primären Tuberkulose durchlaufen haben.

Vor eigenmächtigem Abbruch der Medikamenteneinnahme unbedingt warnen, da sonst eine Eigen- und Fremdgefährdung besteht sowie eine Resistenzentwicklung.

Kontakt mit Tbc-Erkrankten möglichst vermeiden, Vorsichtsmaßnahmen einhalten:

- Die Pflegeperson trägt Mundschutz, Schutzkittel, Einmalhandschuhe.
- Alle Gegenstände und Oberflächen, die mit dem infizierten Material in Berührung kommen, desinfizieren.
- Der Patient soll Mundschutz und Schutzkittel bei Verlassen seines Zimmers tragen.

Eine Impfung gegen Tuberkulose (die sog. BCG-Impfung) ist aufgrund des auf ca. 5 Jahre begrenzten und nur mäßigen Schutzes nur bei besonderer Gefährdung zu empfehlen.

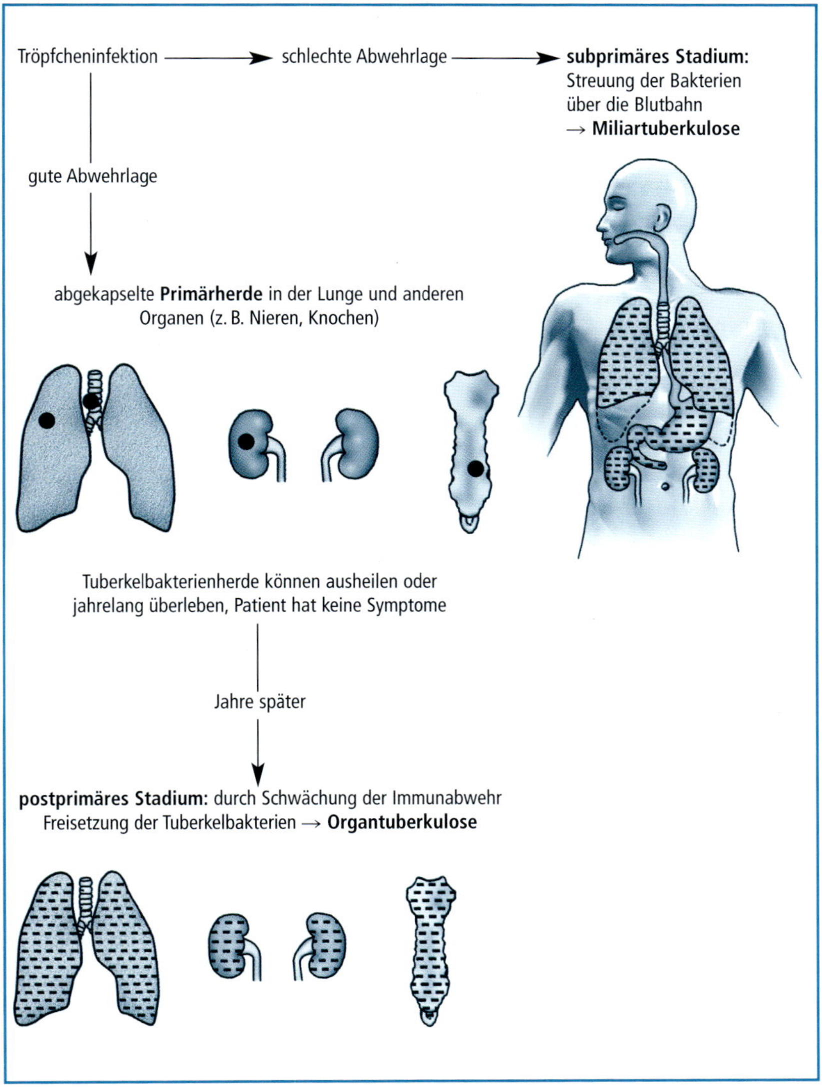

Krankheitsverlauf bei Tuberkulose

1. Anatomie: Die Speiseröhre und der Magen

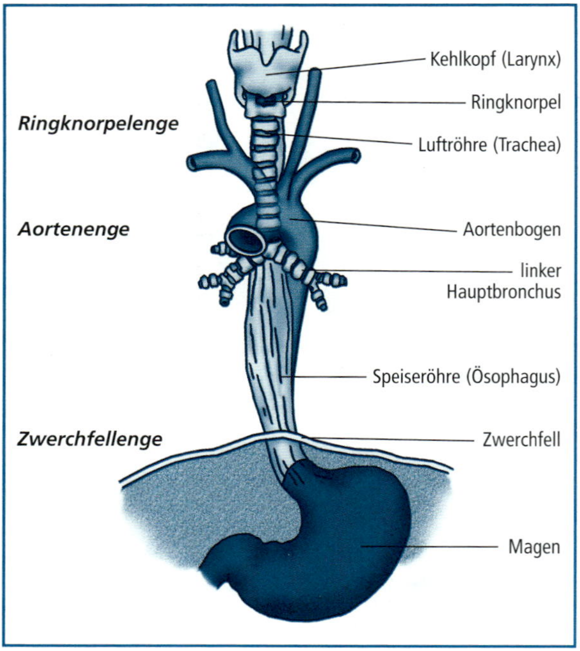

Die Speiseröhre und ihre drei physiologischen Engstellen. Die Speiseröhre ist mit dem Ringknorpel des Kehlkopfes, dem Aortenbogen und dem Zwerchfell verwachsen und dadurch weniger dehnbar. Nahrung kann an diesen Stellen steckenbleiben und Divertikel können entstehen.

- Die **Speiseröhre**, ein ca. 25 cm langer, elastischer Muskelschlauch, verläuft vom Ringknorpel des Kehlkopfs hinter der Luftröhre zum Magen.
- Beim Schluckvorgang
  - hebt sich das Gaumensegel und dichtet die Nasenhöhle gegenüber der Mundhöhle ab,
  - streckt sich der Kehlkopfdeckel nach oben und legt sich über die Luftröhre, um zu verhindern, dass Nahrung in die Atemwege gelangt,
  - erschlafft der obere Speiseröhrenschließmuskel,
  - gelangt die Nahrung in die Speiseröhre und wird durch peristaltische Bewegungen weitertransportiert,
  - öffnet sich reflektorisch der untere Speiseröhrenmuskel,
  - wird die Nahrung in den Magen befördert.

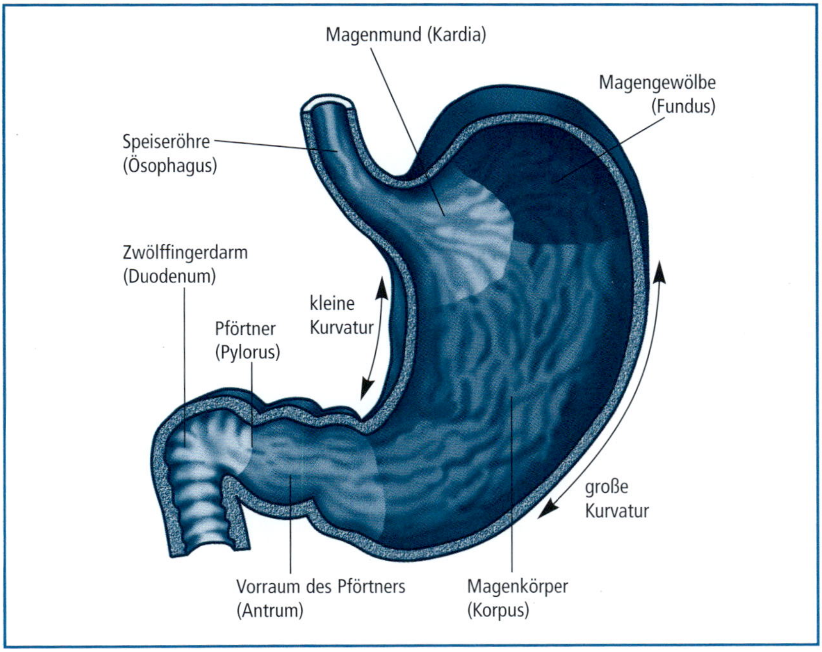

Der Magen

- Das Fassungsvermögen des **Magens** beträgt ca. 1,5 l, die Magengröße passt sich dem Füllungszustand an.
- Magensaft, bestehend aus Salzsäure, Pepsinogenen und Pepsinen, Magenschleim und Intrinsic factor, vermischt sich mit der Nahrung.
- Die Magenverweilzeit von 0,5 bis 3 Stunden ist von der Zusammensetzung der Nahrung abhängig.
- Die Magenwand besteht aus glatter Muskulatur, die sowohl längs, ringförmig als auch schräg verläuft.
- Durch Kontraktion dieser Muskelschicht, ausgelöst durch mehrere Nervengeflechte des vegetativen Nervensystems, wird der Mageninhalt durchmischt und zum Magenausgang in Richtung Dünndarm transportiert.
- Der Mageninhalt wird portionsweise durch kurzzeitige Öffnung des Pylorus in das Duodenum abgegeben.

2. Ösophagitis (Speiseröhrenentzündung)

Krankheitsbild

Akute oder chronische Entzündung der Speiseröhrenschleimhaut

Ursachen:

Chronische Ösophagitis:
- Rückfluss von saurem Mageninhalt in die Speiseröhre (Refluxösophagitis, Refluxkrankheit)
- Alkohol- und Nikotinabusus

Akute Ösophagitis:
- Verschlucken von Säuren oder Laugen
- Strahlentherapie
- Verletzung durch spitze Gegenstände

Sekundäre Ösophagitis: Tritt auf bei bereits erkrankten Personen mit schweren Allgemeinerkrankungen, wie z. B. AIDS, Leukämie.

Soorösophagitis: Soorpilz (Candida albicans) wuchert auf der Speiseröhrenwand und führt zur Entzündung. Betrifft vor allem Patienten
- mit schweren Allgemeinerkrankungen,
- mit geschwächtem Abwehrsystem,
- unter Zytostatika-, Kortikosteroid- und Antibiotikatherapie.

Symptome

- retro- und caudasternales Druckgefühl, v. a. beim Schlucken
- brennende Schmerzen
- saures Aufstoßen nach Nahrungsaufnahme bei Rückfluss von Mageninhalt

Pflege

Akute Ösophagitis durch Verätzung:
- 1–2 l Wasser tinken lassen.
- Parenteral ernähren.

Refluxösophagitis:
- Ernährungsgewohnheiten ändern:
  - Mehrere kleinere Mahlzeiten einnehmen.
  - Kohlenhydrat- und fettarme, aber eiweißreiche Nahrung mit vielen Milchprodukten einnehmen.
  - Auf Genussmittel, wie z. B. Kaffee, Nikotin, Alkohol oder Süßspeisen verzichten.
  - Keine größeren Mengen auf einmal trinken.

- Nach der Nahrungsaufnahme Oberkörperhochlagerung einhalten.
- Drei Stunden vor dem Schlafengehen keine Nahrung mehr einnehmen.
- Mit erhöhtem Oberkörper schlafen.
- Körpergewicht normalisieren.
- Für regelmäßigen, weichen Stuhlgang sorgen, um den Druck auf die untere Speiseröhrenmuskulatur zu reduzieren.

! Maßnahmen zur Obstipationsprophylaxe durchführen (s. S. 209).

Soorösophagitis:
- Sorgfältige Mundpflege durchführen.
- Antimykotika, oral oder systemisch, verabreichen.
- Soorfördernde Medikamente absetzen.

Therapie und Behandlung nach AVO (ärztlicher Verordnung)
- Kausale Therapie durchführen.
- Bei Bedarf starke Analgetika verabreichen.
- Bei Refluxösophagitis Säuresuppressiva, wie z. B. Antazida, H_2-Blocker oder Protonenpumpenhemmer, verabreichen, um eine weitere Schädigung der Schleimhaut durch aufsteigende Magensäure zu vermeiden.
- Bei Erfolglosigkeit der medikamentösen Therapie oder beim Auftreten schwerer Komplikationen, Mageneingang operativ einengen.
- Bei Speiseröhrenstenose, z. B. nach Verätzungen, Bougierung der Speiseröhre durchführen.

! Medikamente, vor allem Kalium- und Eisenpräparate sowie Tetrazykline im Sitzen oder Stehen mit ausreichend Flüssigkeit einnehmen lassen.

Folgende Komplikationen können auftreten bei
- **Verätzung der Speiseröhre durch Laugen und Säuren:** Perforation der Speiseröhre, Mediastinitis oder Tod. Bei Überleben kann es zu einer narbigen Schrumpfung der Speiseröhre kommen.
- **akuter, chronischer Ösophagitis und Refluxösophagitis:** Blutungen, peptische Stenosen, Umwandlung des Plattenepithels in Zylinderepithel (Barrett-Ösophagus) mit tumoröser Entartung.

Die chronische Ösophagitis ist die wesentliche Ursache eines Speiseröhrentumors.

3. Ösophagusdivertikel (Speiseröhrendivertikel)

Krankheitsbild

Sackartige Ausstülpungen der Speiseröhrenwand, die in allen Abschnitten vorkommen können und meist keine Beschwerden verursachen.

Ursachen:
Gestörtes Zusammenspiel der Speisenröhrenmuskulatur, die den Druck im Inneren der Speiseröhre erhöht.

- **Traktionsdivertikel (Echte Divertikel)** entstehen
  - durch Motilitätsstörungen der Speiseröhre,
  - infolge angeborener Fehlbildungen,
  - durch eine narbige Gewebeschrumpfung nach Entzündung im Brustraum (v. a. bei Tuberkulose) meistens im mittleren Abschnitt des Ösophagus, durch Zug von außen, wobei die gesamte Wandschicht des Ösophagus betroffen ist.
- **Pulsionsdivertikel (Falsche Divertikel)** entstehen durch Druckerhöhung in der Speiseröhre oberhalb der Speiseröhrenengen, hauptsächlich zervikal (im Hypopharynx, Zenker-Pulsionsdivertikel) und epiphrenal (oberhalb des Zwerchfells). Schleimhaut und Bindegewebe der Speiseröhre werden durch Lücken in der Muskulatur nach außen gepresst (Pulsion).

Symptome

- Dysphagie
- retrosternaler Druck und Schmerzen
- Erbrechen unverdauter Speisen
- **Zenker-Pulsionsdivertikel:**
  - Schluckbeschwerden
  - Fremdkörpergefühl im Hals
  - brennendes Gefühl im Speiseröhrenbereich
  - Foetor ex ore
  - nächtliches Zurückfließen (Regurgitation) von unverdauten Essensresten

Pflege

- Ernährungsgewohnheiten ändern.
- Mehrere kleinere Mahlzeiten einnehmen.
- Nach der Nahrungsaufnahme Oberkörperhochlagerung einhalten.

Therapie und Behandlung nach AVO (ärztlicher Verordnung)

- Bei den meisten Divertikeln ist keine Therapie notwendig.
- Kleine Divertikel werden im Rahmen einer Speiseröhrenspiegelung abgetragen.
- Bei Beschwerden die Divertikel operativ entfernen.

! Am häufigsten treten beim Zenker-Pulsionsdivertikel Beschwerden auf und das v. a. bei Männern im höheren Lebensalter.

Durch Regurgitation besteht die Gefahr, dass sich eine Pneumonie entwickelt.

Bei einer Divertikulitis besteht die Gefahr der Perforation.

4. Hiatushernie[1]

Krankheitsbild

Teilweise oder komplette Verlagerung des Magens in den Thorax durch einen Zwerchfellbruch ohne Einstülpung des Ösophagus. Die straffe Muskelplatte des Zwerchfells bildet eine Lücke, die nur mit Bindegewebe gefüllt ist (Hiatus oesophagus), durch die die Speiseröhre in den Magen gelangt.

Ursachen:
Erweiterung des Hiatus oesophageus durch
- anlage- oder altersbedingten Verlust der Bindegewebselastizität,
  erhöhten Druck im Bauchraum, wie z. B. durch verstärktes Pressen bei Obstipation, bei chronischem Husten oder Schwangerschaft.

Formen:
- **Axiale Hernie (Gleithernie, gastroösophageale Hernie):**
  - Kardia (Magenmund) und Magenfundus liegen zeitweise oder ständig oberhalb des Diaphragmas (Zwerchfell).
  - Mit ca. 90 % die häufigste Hernienform
  - Wird oft nur zufällig entdeckt.
- **Paraösophageale Hernie:**
  - Ösophagus und Kardia liegen physiologisch im Brust- und Bauchraum, Magenfundus gleitet pathologisch neben dem Ösophagus in den Brustraum.
  - Manchmal gelangen auch Dickdarm, Milz, großes Netz oder Dünndarm in den Brustraum.
  - Häufig sind Erwachsene mittleren Lebensalters betroffen.
- **Mischformen:**
  Upside-down-Magen (Thoraxmagen):
  Der gesamte Magen verlagert sich in den Brustraum und liegt so pathologisch „auf dem Kopf", da der untere Teil des Ösphagus mit dem Diaphragma verwachsen ist.

Symptome

- **Axiale Hernie:**
  - meist keine Beschwerden
  - mitunter Rückfluss von saurem Mageninhalt

---

1 lat. hiatus: Spalt

- **Paraösophageale Hernie:**
  - Völlegefühl
  - Druckgefühl in der Herzgegend
  - Dysphagie
  - Luftnot

Pflege

- Ernährungsgewohnheiten ändern.
- Mehrere kleinere Mahlzeiten einnehmen.
- Nach der Nahrungsaufnahme Oberkörperhochlagerung einhalten.

Therapie und Behandlung nach AVO (ärztlicher Verordnung)

- **Axiale Hernie:**
  - Es ist keine Therapie notwendig.
  - Bei Refluxösophagitis konservative Therapie durchführen.
  - Bei Rezidiven Fundoplikatio durchführen.
- **Paraösophageale Hernie:**
  - Gastropexie oder Fundopexie durchführen.

! Folge einer axialen Hernie kann gelegentlich eine Refluxösophagitis sein.

Bei paraösophagealen Hernien fließt fast nie Mangeninhalt in die Speiseröhre zurück, da der Übergang von Speiseröhre und Magen nicht betroffen ist.

Teilweise können, je nachdem welche Organe in den Thoraxraum verlagert sind, sehr unterschiedliche lebensbedrohliche Komplikationen auftreten, wie z. B.

- Einklemmung des Magens oder der Speiseröhre mit Strangulation der Blutzufuhr,
- Magenvolvulus (Stieldrehung des Magens),
- Ösophagusinkarzeration.

Hernie, Gleithernie, Prolaps im Überblick

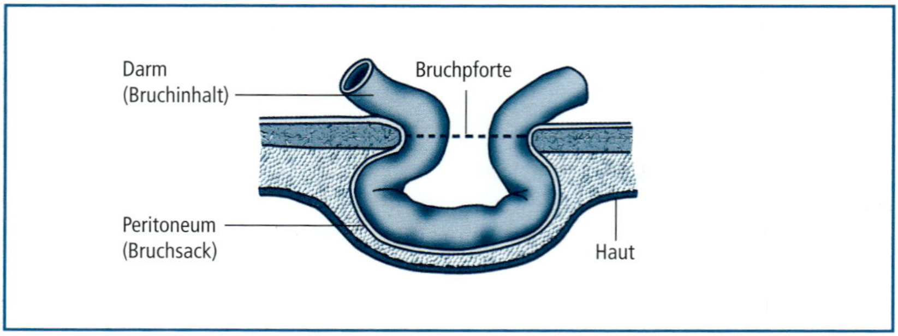

Hernie

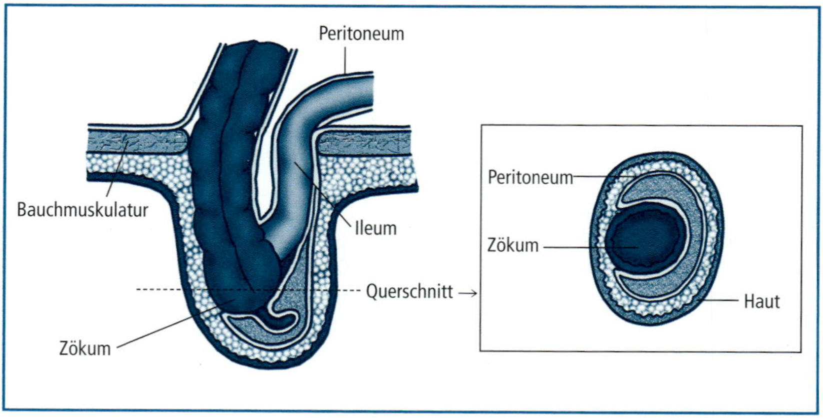

Gleithernie

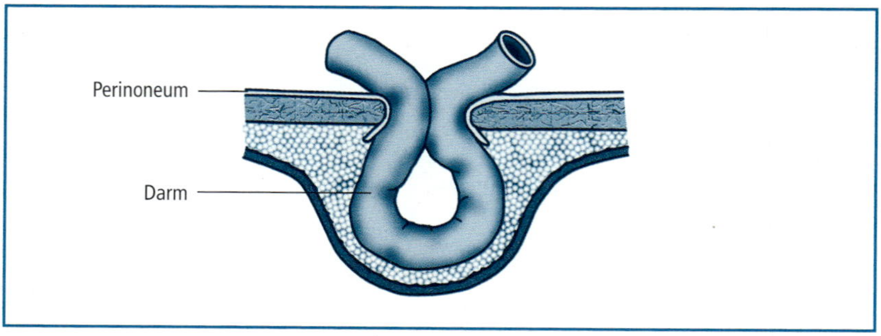

Prolaps

5. Akute Gastritis (Akute Magenschleimhautentzündung)

Krankheitsbild

Vorübergehende (akute) Reizung der Magenschleimhaut mit der Folge von Erosionen bis zu einem Ulcus

Ursachen:
- Alkohol- und Nikotinabusus
- virale oder bakterielle Infektionen (Gastroenteritis)
- bakterielle Toxine
- schockbedingte Mangeldurchblutung, wie z. B. bei schweren Verbrennungen, bei Blutvergiftung oder nach Operationen
- Medikamente, wie z. B. nichtsteroidale Antiphlogistika, Antirheumatika oder Glukokortikoide

Symptome
- Druckgefühl in der Magengegend
- Appetitlosigkeit
- Übelkeit
- Erbrechen
- Teerstuhl und/oder Hämatemesis bei blutender, oberflächlicher Zerstörung der Schleimhaut (erosive Gastritis)

Pflege
- Nahrungskarenz über 24–36 Stunden einhalten.
- Säurearme Kräutertees, wie z. B. Thymiantee oder Kamillentee anbieten.
- Lokal Wärme auflegen.
- Auf Kaffee, Alkohol und Nikotin verzichten.
- Schädigende Medikamente, wie z. B. Analgetika meiden.

Therapie und Behandlung nach AVO (ärztlicher Verordnung)
- Spasmolytika verabreichen.
- Antazida verabreichen, um die Magensäure zu neutralisieren.
- Alle nicht unbedingt notwendigen Medikamente absetzen.
- Bei erosiver Gastritis die Therapie entsprechend der Therapie bei einem Ulcus ventriculi durchführen (s. S. 100).

! Bei Beseitigung der Ursachen und Berücksichtigung der Grunderkrankung erfolgt eine Heilung meist nach einigen Tagen ohne Folgeschäden.

6. Chronische Gastritis (Chronische Magenschleimhautentzündung)

Krankheitsbild

Langfristig bestehende (chronische) Reizung der Magenschleimhaut mit der Folge von Erosionen bis zu einem Ulcus

Ursachen der drei verschiedenen Formen einer chronischen Gastritis:

- **Autoimmungastritis (Typ A-Gastritis):**
  - Autoantikörperbildung gegen die Salzsäure produzierenden Belegzellen des Magens und den Intrinsic Factor mit der Folge eines Salzsäuremangels im Magen und einer perniziösen Anämie (Vitamin-B12-Mangelanämie) mit der Gefahr eines Magenkarzinoms
  - seltene Erkrankung
- **Bakterielle Gastritis (Typ B-Gastritis):**
  - Besiedelung der Region um den Magenpförtner (Pylorus) mit dem Helicobacter pylori-Bakterium
  - Die Magensäure greift in diesem Bereich die Magenschleimhaut an und folglich ist der Übergang zum Ulcus ventriculi fließend.
  - Ansteigende Erkrankungshäufigkeit mit zunehmendem Alter
- **Chemisch-toxische Gastritis (Typ C-Gastritis):**
  - Dauerhafte Belastung der Magenschleimhaut durch bestimmte chemische Substanzen, wie z. B. Rückfluss von Gallensäure aus dem Zwölffingerdarm in den Magen, die hoch dosierte Einnahme von bestimmten Analgetika oder nichtsteroidaler Antiphlogistika
  - seltene Erkrankung

Symptome

- Häufig über Jahre keine Beschwerden
- Wenige Patienten leiden unter:
  - dumpfen Oberbauchschmerzen
  - Übelkeit
  - Brechreiz

Pflege

- Nahrungskarenz über 24–36 Stunden einhalten.
- Säurearme Kräutertees, wie z. B. Thymiantee, Kamillentee anbieten.
- Lokal Wärme auflegen.
- Auf Kaffee, Alkohol und Nikotin verzichten.
- Schädigende Medikamente, wie z. B. Analgetika meiden.

Therapie und Behandlung nach AVO (ärztlicher Verordnung)

- **Autoimmungastritis (Typ A-Gastritis):**
  - Es ist keine kausale Therapie möglich.
  - Alle drei Monate Vitamin B_{12} injizieren.
  - Jährlich eine Gastroskopie durchführen.
- **Bakterielle Gastritis (Typ B-Gastritis):**
  - Kombination von verschiedenen Antibiotika zur Bekämpfung der bakteriellen Besiedelung verabreichen.
  - Antazida zur Hemmung der Säureproduktion verabreichen.
- **Chemisch-toxische Gastritis (Typ C-Gastritis):**
  - Schädigende Medikamente sofort absetzen.

! Häufig werden erst die Spätfolgen einer chronischen Gastritis, wie z. B. ein Ulcus ventriculi (s. S. 100) oder ein Magentumor entdeckt.

Diagnose durch Endoskopie, Biopsie, den Nachweis von Helicobacter pylori-Bakterien sowie serologische und immunologische Untersuchungen sichern.

Bei Patienten mit der Typ A-Gastritis jährliche Kontrollendoskopien durchführen.

Bei Patienten mit der Typ B-Gastritis die Helicobacter pylori-Bakterien bekämpfen.

7. Ulcus ventriculi und Ulcus duodeni (Ulkuskrankheit)

Krankheitsbild

Durch Verdauungssäfte entstandene Entzündungen sowohl der Schleimhaut als auch der Organwand von Magen oder Zwölffingerdarm. Häufig entwickeln sich die Ulcera im Magen (Ulcus ventriculi) und im Duodenum (Ulcus duodeni). Selten sind Ulcera im Ösophagus durch gastro-ösophagealen Reflux oder bei Magenoperierten im Jejunum. Eine chronisch-rezidivierende Ulkuskrankheit entwickelt sich durch wiederholte Ulcera.

Ursachen:
- Ungleichgewicht zwischen aggressiven (die Schleimhaut angreifenden) und defensiven (die Schleimhaut schützenden) Faktoren (s. S. 102)
- Besiedelung der Region um den Magenpförtner mit dem Bakterium Helicobacter pylori (HP)
- Medikamente, wie z. B. Kortikoide oder Prostaglandinsynthesehemmer, da Prostaglandin eine Schleimhaut schützende Funktion hat
- hormonproduzierendes Geschwulst der Bauchspeicheldrüse (Zollinger-Ellison-Syndrom)
- Überfunktion der Nebenschilddrüse
- Geschwülste in Magen oder Zwölffingerdarm
- Nikotinabusus
- psychischer und körperlicher Stress
- erbliche Veranlagung

Formen:
- **Ulcus ventriculi:**
  - Häufig sind ältere Menschen betroffen.
  - Häufig ist das Antrum und die kleine Kurvatur des Magens betroffen.
  - Bei 75 % der Patienten liegt ein positiver Helicobacter-pylori-Status (HP-Status) vor.
- **Ulcus duodeni:**
  - 2–3-mal häufiger als das Ulcus ventriculi
  - Vorkommen: bei jungen Männern und Personen mit der Blutgruppe 0.
  - Es wird vermehrt Magensäure produziert.
  - Bei fast 100 % der Patienten liegt ein positiver Helicobacter-pylori-Status vor.
  - Die Gefahr eines Rezidivs ist hoch.

Symptome
- dumpfe Schmerzen im Oberbauch
- **Ulcus ventriculi:** Schmerzen direkt nach den Mahlzeiten oder nahrungsunabhängig
- **Ulcus duodeni:** Schmerzen einige Stunden nach den Mahlzeiten oder in der Nacht (Nüchternschmerz); beim Essen bessern sich die Schmerzen.
- Übelkeit
- Appetitlosigkeit
- Völlegefühl
- Nahrungsmittelunverträglichkeit
- Gewichtsverlust

Pflege
- Individuelle Unverträglichkeiten während der Nahrungsaufnahme berücksichtigen.
- Häufig kleinere Mahlzeiten anbieten.
- Keine Spätmahlzeiten einnehmen lassen.
- Nach der Nahrungsaufnahme nicht hinlegen lassen.
- Ausreichend Zeit zum Kauen und Schlucken der Nahrung lassen.
- Reduktionskost bei übergewichtigen Patienten geben.
- Nur in geringen Mengen und nicht auf nüchternen Magen Kaffee anbieten.
- Hochprozentige Alkoholika und Nikotin meiden.
- Keine engen Kleidungsstücke tragen lassen.
- Für Ruhe und Entspannung sorgen.
- Patienten beobachten:
  - Vitalzeichen (Schock?)
  - Erbrochenes (Hämatemesis?)
  - Stuhl (Teerstuhl?)
  - Schmerzen

! Maßnahmen zur Obstipationsprophylaxe durchführen (s. S. 209).

Therapie und Behandlung nach AVO (ärztlicher Verordnung)
- Ulkusbegünstigende Medikamente, wie z. B. Antirheumatika oder Glucokortikoide, absetzen.
- Bei positivem HP-Status eine Kombination von zwei Antibiotika und einem Säureblocker für ca. sieben Tage verabreichen.
- Bei negativem HP-Status über drei Wochen Ulcustherapeutika verabreichen.
- Bei nicht beherrschbaren Komplikationen eine Operation, wie z. B. Vagotomie, Billroth-I-Resektion oder Billroth-II-Resektion, durchführen.

! Häufig wird das Ulcus erst nach Auftreten von Komplikationen erkannt, wie z. B.

- Blutung,
- Perforation durch Magen- oder Darmwand,
- Penetration der entzündlichen Veränderungen auf benachbarte Organe,
- Pylorusstenose,
- Ulcuscarzinom.

Ulcusabheilung und Malignitätsausschluss ca. alle vier Wochen durch eine Kontroll-Ösophagogastroduodenoskopie nachweisen.

Nach einer Billroth-II-Resektion tritt nach 10–15 Jahren bei 7–10 % der Operierten ein Magenstumpfcarzinom auf.

Faktoren, welche die Entstehung eines Ulcus ventriculi oder Ulcus duodeni beeinflussen	
Aggressive (krankheitsauslösende) Faktoren	**Defensive (schützende) Faktoren**
• Helicobacter pylori-Bakterien • Magensäure und Pepsin • gallensäurehaltiger Duodenalsaft • Medikamente, wie z. B. Glukokortikoide, nichtsteroidale Antiphlogistika • Nikotin • Disstress • familiäre Disposition	• aktive Bikarbonatsekretion neutralisiert die Magensäure. • gut durchblutete Magenschleimhaut • ausreichende Bildung von Magenschleim

1. Anatomie: Der Dünn- und Dickdarm

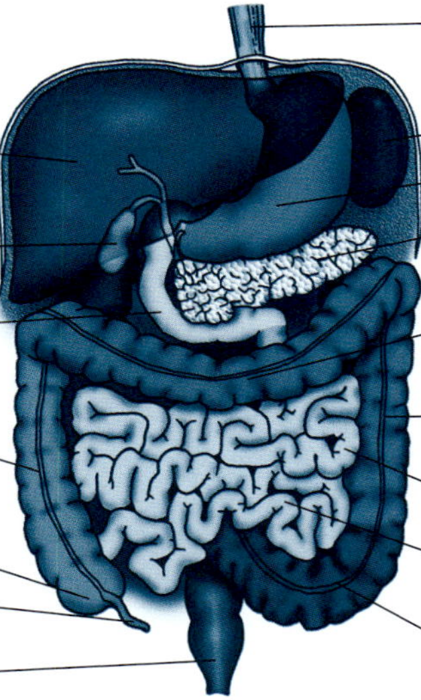

Die Verdauungsorgane

- Der **Dünndarm** besteht aus Zwölffingerdarm (Duodenum), Leerdarm (Jejunum) und Krummdarm (Ileum).
- Im **Duodenum**
  - mündet der Ausführungsgang von Pankreas und Gallenblase,
  - wird der Nahrungsbrei mit Galle, Bauchspeichel- und Dünndarmsekret angereichert.
- **Jejunum und Ileum** werden
  - durch das Mesenterium (stielförmige Aufhängung) an der Bauchhinterwand befestigt,
  - über das Mesenterium, das Blut- und Lymphgefäße enthält, versorgt,
  - die von den Verdauungssäften zerlegten Nahrungsbestandteile resorbiert.
- Der **Dickdarm** besteht aus Blinddarm (Zäkum) mit Wurmfortsatz (Appendix vermiformis), Colon ascendens, Colon transversum, Colon descendens, Colon sigmoideum und Rektum.
- Im **Dickdarm** wird aus dem restlichen Darminhalt
  - die Flüssigkeit resorbiert,
  - die unverdaulichen Nahrungsreste durch Bakterien zersetzt.

2. Salmonellose

Krankheitsbild

Ansteckende Magen-Darmerkrankung, durch Enterobakterien der Gattung Salmonella ausgelöst. Die Inkubationszeit beträgt meist wenige Stunden bis einen Tag.

Salmonellen sind
- überwiegend im Magen-Darm-Trakt von Menschen und Tieren zu finden,
- überwiegend in den Sommermonaten und häufig bei Reisen in warme Länder auftretend,
- weltweit von Bedeutung,
- gramnegative Stäbchenbakterien und werden mit dem Stuhl ausgeschieden.

! **Salmonella typhi und Salmonella paratyphi A, B und C:**
- Erreger der seltenen, aber schweren Typhus- und Paratyphuserkrankung

Ursachen:
- Die Erreger sind v. a. in Fleisch, Milch, Eiern und deren Produkten. Ansteckungsgefahr besteht z. B. bei der Zubereitung von Kaltspeisen mit rohen Eiern oder durch das zu kurze Erhitzen in der Mikrowelle.
- Missachtung der Hygienevorschriften, insbesondere bei der Massenverarbeitung von Geflügel:
  - Infiziertes Geflügel ist am ganzen Körper kontaminiert, so auch die Eierschalen und das rohe Fleisch.
  - Enteritis-Salmonellen gelangen auf die Nahrungsmittel, vermehren sich und werden oral durch die Aufnahme kontaminierter Nahrung übertragen.

Symptome
- akut wässrige, evtl. blutige Durchfälle
- Übelkeit
- Erbrechen
- Bauchschmerzen
- hohes Fieber

Pflege
- Patient isolieren und eine eigene Toilette zur Verfügung stellen.
- Toilettenstuhl neben das Bett stellen.
- Bei Kreislauflabilität Patient beim Aufstehen unterstützen und begleiten.
- Weiches Toilettenpapier und feuchte Reinigungstücher zur Verfügung stellen.

- Analregion mit panthenolhaltiger Salbe pflegen.
- Bei leichtem Krankheitsverlauf ballaststoffarme Kost anbieten.
- Bei schwerem Krankheitsverlauf Nahrungskarenz verordnen und Infusionstherapie durchführen. Später Kostaufbau mit Tee, Zwieback, Schleimsuppe und Schonkost durchführen.
- Viel Flüssigkeit aufnehmen, um den Mineralverlust auszugleichen.
- Bei krampfartigen Schmerzen feuchtwarme Bauchwickel anlegen.
- Patient beobachten:
  - Vitalzeichen, wie z. B. Bewusstsein, Temperatur
  - Flüssigkeitsbilanzierung
  - Allgemeinzustand, Hautbeschaffenheit
  - Ausscheidungen (Erbrochenes, Stuhl, Urin)
  - Schmerzen
- Das Pflegepersonal trägt Schutzkittel und Handschuhe bei möglichem Kontakt mit infiziertem Material.

Therapie und Behandlung nach AVO (ärztlicher Verordnung)

- Oral oder intravenös Flüssigkeit und Elektrolyte substitutieren.
- Selten werden Antibiotika verabreicht.

! Nach dem Infektionsschutzgesetz ist die Salmonellose meldepflichtig.

Der Nachweis von Salmonellen ist in Stuhl, Erbrochenem oder Nahrungsmittelresten feststellbar.

Meist klingen die Symptome innerhalb weniger Tage ohne Therapie ab.

Die Prognose ist bei vorher gesunden Menschen gut.

Treten die Bakterien durch die Darmwand ins Blut, können bei alten oder abwehrgeschwächten Menschen die seltenen Komplikationen, wie z. B. Sepsis, Meningitis, Knochen- oder Gelenkbeteiligung, auftreten und zum Tode führen.

Der hohe Wasserverlust kann Herz- und Kreislaufstörungen verursachen. Zur Kontrolle des Wasser- und Elektrolythaushalts Blutuntersuchungen durchführen.

Prophylaktische Hygienemaßnahmen beachten:

- Hände häufig waschen, vor allem nach jedem Toilettengang und vor dem Kontakt mit Nahrungsmitteln.
- Kühlungskette gefährdeter Nahrungsmittel aufrecht erhalten.
- Eier im Kühlschrank lagern. Rohei und Roheiprodukte meiden.
- Sorgfältige Küchenhygiene beachten, wie z. B. heißes Abspülen des mit Geflügel berührten Bestecks.
- Gründliches Erhitzen von potenziell kontaminierten Nahrungsmitteln.

3. Dickdarmpolypen

Krankheitsbild

Benigne Wucherungen (Adenome) der Dickdarmschleimhaut, die in die Darmlichtung hineinragen.

- Ca. 10 % aller Erwachsenen sind davon betroffen.
- Ca. 50 % der Fälle sind Rektumpolypen.
- Polyposis intestinalis: mehr als 100 vorhandene Polypen, meist erblich bedingt

Ursachen:
- ballaststoffarme, cholesterinreiche Ernährung
- Verzehr von großen Mengen Fleisch

Symptome
- Meist keine Beschwerden
- **Bei großen Polypen:**
  - kleinere Mengen Blut im Stuhl
  - Sekretion von großen Mengen Schleim
  - Kalium- und Eiweißmangel
  - Passagestörungen, wie z. B. Ileus, Malabsorption
  - kolikartige Bauchschmerzen

Pflege
- Symptome behandeln.

Therapie und Behandlung nach AVO (ärztlicher Verordnung)
- Polypektomie durchführen.
- Bei größeren Adenomen und Passagestörungen eine Dickdarmteilresektion durchführen.

! Adenome werden häufig während einer Dickdarmuntersuchung zufällig diagnostiziert.

Bei längerem Bestehen der Dickdarmpolypen können diese maligne entarten. Deshalb eine Polypektomie durchführen.

In regelmäßigen Abständen Nachsorge durchführen lassen.

Bei der Sonderform Polyposis intestinalis eine Proktokolektomie durchführen, um einem Carzinom vorzubeugen.

Das Maliginitätsrisiko ist bei gestielt gewachsenen Polypen niedriger als bei breitbasig gewachsenen.

Unterschiedliche Wuchsformen von Dickdarmpolypen

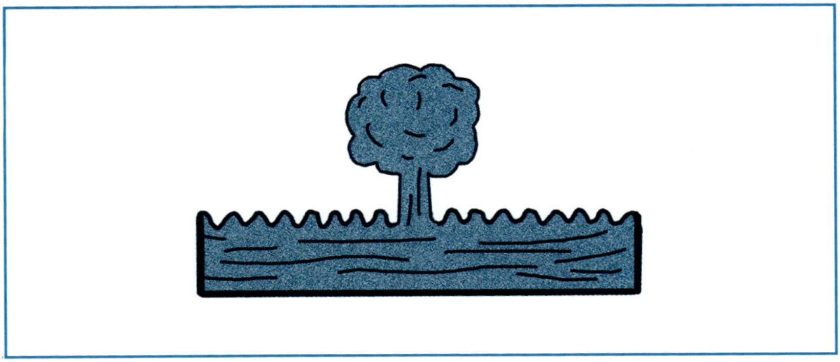

gestielte Wuchsform

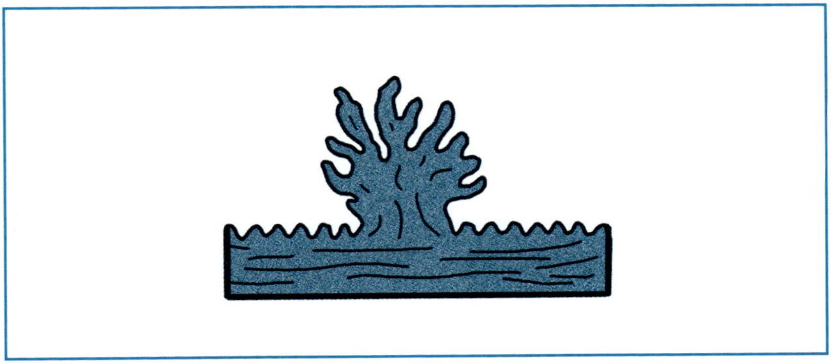

villös/zottige Wuchsform

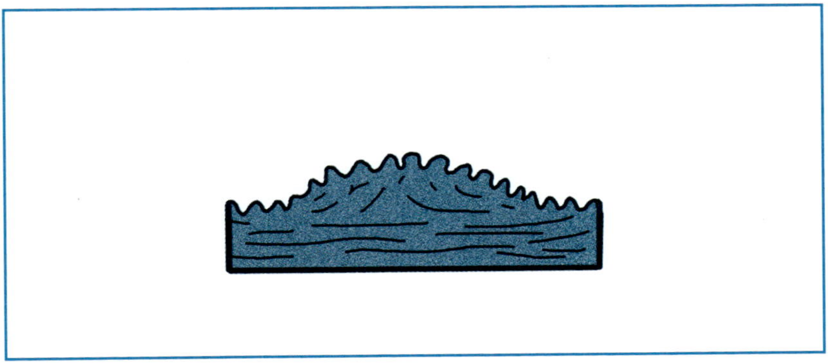

breitbasige Wuchsform

4. Dickdarmdivertikel und Dickdarmdivertikulitis

Krankheitsbild

Divertikel, lat. diverticulum, Abweg, Abweichung
Angeborene oder erworbene pilz-, birnen- oder sackförmige Ausstülpung umschriebener Wandteile eines Hohlorganes. Der ausgestülpte Wandteil setzt sich vom Lumen ab.

Formen:
- **Echte Divertikel:** Ausstülpung der gesamten Organwand (s. S. 196)
- **Falsche Divertikel (Pseudodivertikel):** Schleimhaut und Bindegewebe dringen durch Lücken der Muskulatur, wie z. B. an Durchtrittsstellen von Gefäßen (s. S. 196).
- **Dickdarmdivertikel:**
  - Am häufigsten treten Divertikel im Dickdarm auf.
  - Typischerweise sind die Divertikel in größerer Anzahl im Dickdarm (Colon descendens und Colon sigmoideum) aufzufinden.
  - Das Divertikel besteht nur aus der Schleimhaut des Hohlorgans, die durch Lücken der Muscularis ausgestüplt wird (falsche Divertikel).
- **Dickdarmdivertikulitis:**
  - Entzündung der Divertikelwand, meistens auch ihrer Umgebung
  - Am häufigsten ist der s-förmige Teil des Dickdarms am Übergang zum Mastdarm betroffen.

Ursachen:
Dickdarmdivertikel:
- konstitutionell bedingt
- Darmwandschwäche in Kombination mit erhöhtem Darminnendruck
- Begünstigende Faktoren:
  - ballaststoffarme Ernährung
  - Obstipation
  - Adipositas
  - Bewegungsmangel

Dickdarmdivertikulitis:
- Gestauter Darminhalt in der Aussackung bei chronischer Obstipation, der die Divertikelwand reizt und schließlich zur Entzündung führt.

Symptome

- **Dickdarmdivertikel:**
  - meist keine Beschwerden
- **Dickdarmdivertikulitis:**
  - krampfartige Schmerzen im linken Unterbauch, vor allem nach der Nahrungsaufnahme
  - Stuhlunregelmäßigkeiten, wie z. B. Obstipation oder Diarrhoe
  - Meteorismus
  - Blut- und Schleimbeimengung im Stuhl
  - evtl. Fieber

Pflege

- Strenge Bettruhe einhalten.
- Eisblase auflegen.

! Maßnahmen zur Obstipationsprophylaxe durchführen (s. S. 209).

Therapie und Behandlung nach AVO (ärztlicher Verordnung)

- Konservative Therapie durchführen.
- Für 5–7 Tage parenteral ernähren.
- Antibiotika verabreichen.
- Spasmolytika verabreichen.
- Bei erfolgloser Therapie oder bei Komplikationen Dickdarmresektion durchführen.
- Passagere Colostomie anlegen.

! Divertikel sind meistens harmlos.

Die Symptome der Dickdarmdivertikulitis ähneln oft den Symptomen einer Appendizitis, wobei die Schmerzen nicht im rechten, sondern im linken Unterbauch sitzen. Deshalb existiert das Synonym „Linksappendizitis".

Folgende Komplikationen können bei einer Dickdarmdivertikulitis auftreten:

- gedeckte Perforation, evtl. mit Abszessbildung,
- offene Perforation, ggf. mit diffuser Peritonitis,
- Fistelbildung zu Harnblase und Vagina,
- Divertikelblutung durch Arrosion umliegender Blutgefäße,
- Stenosierung des Dickdarms durch narbige Einengung mit mechanischem Ileus.

Keine Laxantien verabreichen und Einläufe durchführen, da Perforationsgefahr besteht.

5. Morbus Crohn (Sklerosierende chronische Enteritis, Ileitis terminalis, Enteritis regionalis)

Krankheitsbild

Häufige, chronische, granulomatöse Entzündung aller Wandschichten des Darms, welche im gesamten Gastrointestinaltrakt vom Ösophagus bis zum Anus auftreten kann, bevorzugt jedoch an dem Bereich des unteren Ileums und des Colons. Ösophagus und Magen sind selten betroffen. Die Vermehrung des Granulationsgewebes (Bindegewebe) führt zu einer Verengung des Lumens.

- Erstmanifestation im Alter zwischen 20 und 40 Jahren
- Beginnt schleichend und verläuft in Schüben
- Frauen und Männer sind gleich häufig betroffen.

Ursachen:
- noch nicht genau bekannt
- Diskutiert werden
  - eine Störung des Immunsystems (Autoimmunerkrankung),
  - genetische Veranlagung,
  - Infektionen.

Symptome
- chronische Durchfälle, 3–6-mal täglich
- Tenesmus (krampfartige Bauchschmerzen), v. a. im rechten Unterbauch
- im akuten Schub Fieber
- Gewichtsabnahme aus Angst vor Schmerzen
- Erythema nodosum
- Entzündung der Gelenke, Augen, seltener der Gallenwege

Pflege
- Psychisch betreuen.
- Kontakt zu Selbsthilfegruppen, Seelsorger, Psychotherapeut herstellen.
- Kostaufbau durchführen mit:
  1. Reisgerichten,
  2. magerem Fleisch und Eiern,
  3. Fetten aus mittelkettigen Triglyzeriden,
  4. Butter und kaltgeschlagenem Öl.
- Individuelle Verträglichkeit der Nahrungsmittel austesten.
- Milch, Milchprodukte und süße Speisen meiden.
- Obst und Gemüse bevorzugen.

- Patient beobachten:
  - Vitalzeichen, wie z. B. Bewusstsein und Temperatur,
  - Flüssigkeitsbilanz,
  - Allgemeinzustand, Hautbeschaffenheit,
  - Ausscheidungen, wie z. B. Erbrochenes, Stuhl, Urin,
  - Schmerzen.

Therapie und Behandlung nach AVO (ärztlicher Verordnung)

- Im akuten Schub Glucokortikoide verabreichen.
- Immunsuppressiva, 5-Aminosalizylsäure verabreichen.
- Bei höhergradiger Aufnahmestörung des Darms Vitamine, Folsäure, Eisen und Zink zuführen.
- Bei schweren Schüben parenteral ernähren oder niedermolekulare Elementardiät verabreichen, um die tieferliegenden Darmabschnitte zu entlasten.
- Bei Komplikationen, den betroffenen Darmabschnitt entfernen.

! Aus den entzündeten Darmabschnitten werden nur unzureichend Nährstoffe aufgenommen.

Folgende Komplikationen können auftreten:

- Stenosen,
- Perforation,
- Ileus,
- Blutungen,
- Abszesse,
- Fisteln,
- Resorptionsstörungen,
- Konglomerattumor.

Das sogenannte Kurzdarmsyndrom nach ausgedehnter Dünndarmresektion führt durch die verkleinerte Resorptionsfläche zu Gallensäurenmalabsorption und später zu Fettresorptionsstörungen, Vitaminmangelerscheinungen und Störungen im Mineralhaushalt.

Auch unter Dauertherapie besteht die Neigung zu Rezidiven, die Krankheitsaktivität kann jedoch abnehmen.

Darstellung möglicher Komplikationen bei Morbus Crohn (s. S. 197).

Grafische Darstellung von Morbus Crohn und Colitis ulcerosa im Vergleich (s. S. 198).

6. Colitis ulcerosa

Krankheitsbild

Chronische Entzündung der Schleimhaut und Submukosa ausschließlich des Dickdarms, welche häufig im Rektum beginnt und schubweise in Richtung Dünndarm fortschreitet.

- Erstmanifestation: Zwischen 20 und 30 Jahren
- Frauen sind häufiger betroffen als Männer.

Ursache:
- noch nicht genau bekannt
- Diskutiert werden:
  - eine Störung des Immunsystems (Autoimmunerkrankung),
  - Infektionen.

Symptome
Während der Schübe:
- heftige Krankheitserscheinungen
- 4–6 Stühle pro Tag mit minimalen Blutbeimengungen
- Tenesmus
- Appetitlosigkeit
- Übelkeit
- Fieber
- Gewichtsabnahme
- Entzündungen an den Gelenken, Mundschleimhaut, selten an Augen und Gallenwegen

Pflege
- Vgl. Morbus Crohn (s. S. 110)

Therapie und Behandlung nach AVO (ärztlicher Verordnung)
- Antiphlogistika verabreichen.
- Anfangs künstlich ernähren, um die Entzündung zum Abheilen zu bringen.
- Proktokolektomie bei Komplikationen, mangelhaftem konservativem Therapieerfolg und langjährigem Verlauf durchführen.
- Selten wird ein Enterostoma angelegt.

Folgende Komplikationen können auftreten:
- Blutungen,
- Ulcera,
- Abszesse,
- Darmverengungen,
- toxisches Megakolon (gefährlichste Komplikation).

Die Prognose ist von der Schwere und der Dauer der Erkrankung sowie den auftretenden Komplikationen abhängig. Das Risiko der malignen Entartung ist hoch.

Grafische Darstellung von Morbus Crohn und Colitis ulcerosa im Vergleich (s. S. 198).

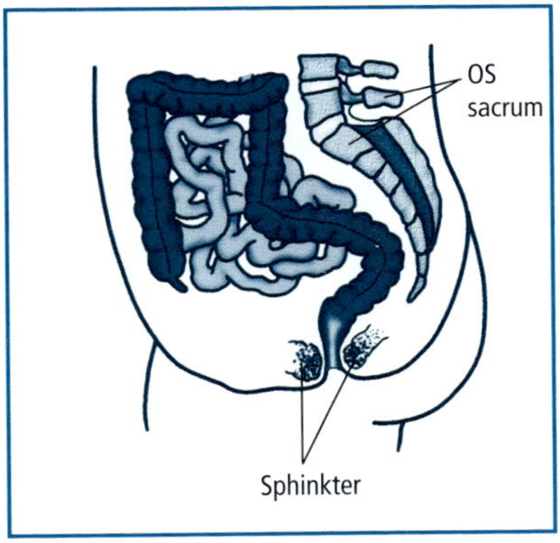

Präoperative anatomische Verhältnisse

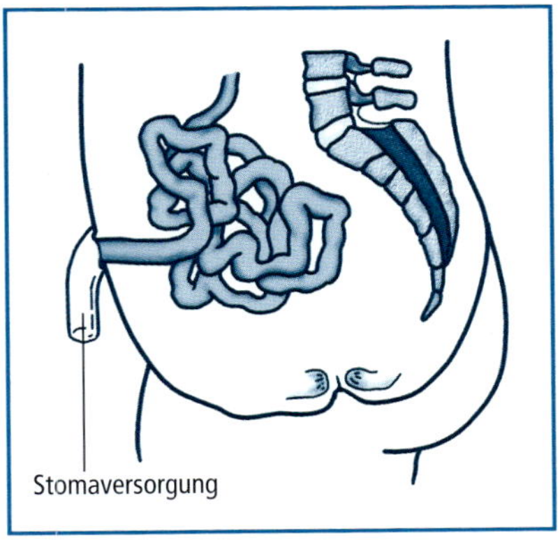

Totale Proktokolektomie mit terminaler Ileostomie

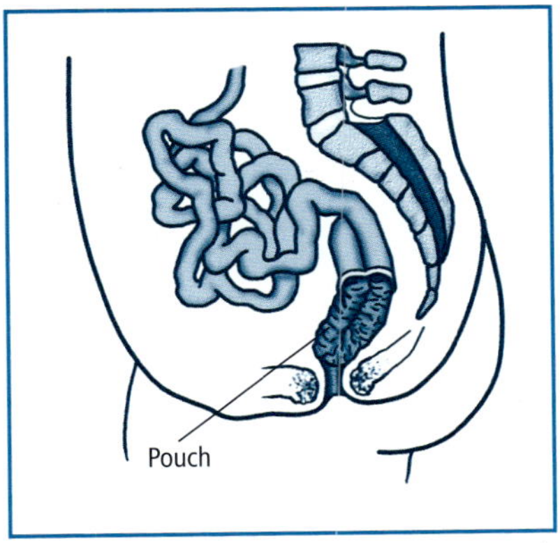

Rektokolektomie mit submuköser Protektomie und ileoanalem Pouch

7. Hernia inguinalis (Leistenhernie)

Krankheitsbild

Entsprechend ihrer Lokalisation zählt die Leistenhernie zu den äußeren Hernien, die durch die Bauchwand nach außen tritt. Eine Hernie (Bruch) ist ein Eingeweide- oder Weichteilbruch, oft mit Durchtritt eines Bruchsacks (sackartige Ausstülpung des Peritoneums) und Bruchinhalt (Eingeweide oder Organteile, die in den Bruchsack verlagert wurden) durch eine Bruchpforte (Bauchwandlücke, Bruchring). Bei der Leistenhernie findet sich im Bereich der Bruchpforte in Abhängigkeit von der Bruchsackgröße eine sicht- oder nur tastbare Vorwölbung.

- mit ca. 75 % die Häufigste aller Hernien überhaupt
- betrifft zu 90 % Männer

Formen:

- **Reponible Hernie:**
  Die Vorwölbung kann in den Bauchraum zurückgedrückt werden, stülpt sich jedoch bei Erhöhung des intraabdominellen Drucks, wie z. B. durch Husten, Niesen, Schreien oder Pressen, wieder nach außen.
- **Irreponible Hernie:**
  Die Vorwölbung kann z. B. aufgrund von Verwachsungen zwischen Bruchinhalt und Bruchsack nicht in den Bauchraum zurückgedrückt werden.
- **Direkte Hernie:**
  Leistenhernien, die sich medial der epigastrischen Gefäße durch die dünne Faszie des M. transversus abdominis in den Leistenkanal hineinwölben.
- **Indirekte Hernie:**
  Leistenhernien, die am inneren Leistenring lateral der epigastrischen Gefäße in den Leistenkanal eintreten. Sie können bis in den Hodensack reichen (Skrotalhernie).

Ursachen erworbener Hernien:

- Bauchmuskulaturschwäche
- Adipositas
- chronische Obstipation

Symptome

- Entzündung des Dünndarms
- Durchfälle
- Übelkeit
- Erbrechen
- Bauchschmerzen
- Fieber

Pflege

- Anspannung der Bauchdecke vermeiden.
- Nach 3–4 Wochen sind leichte körperliche Tätigkeiten, wie z. B. Schwimmen, Heben von Lasten unter 10 kg und Geschlechtsverkehr möglich.
- Nach 6 Wochen sind mittelschwere Tätigkeiten, wie z. B. Fahrradfahren oder Joggen, möglich.
- Nach 10–12 Wochen sind schwere Tätigkeiten, wie z. B. Gewichtstraining, Heben von Lasten über 10 kg und Leistungssport, möglich.

> ! Maßnahmen zur Obstipationsprophylaxe durchführen (s. S. 209).

Therapie und Behandlung nach AVO (ärztlicher Verordnung)

- **Reponible Hernie:**
  - Als kurzfristige Linderung ist eine manuelle Reposition möglich.
  - Langfristig bietet sich eine Herniotomie an, um einer Inkarzeration vorzubeugen.
- **Inkarzerierte Hernien:**
  - Sofort operieren.
  - Bei inoperablen Patienten Bruchband anlegen.

> ! Drohende Komplikation ist die Inkarzeration (Einklemmung) des Bruchinhalts in der Bruchpforte.
>
> Bei 5–10 % aller Operierten tritt ein Rezidiv auf.
>
> Bei 2–3 % aller Operierten tritt als ernste Spätkomplikation eine Hodenatrophie auf.
>
> Hernie, Gleithernie, Prolaps im Überblick (s. S. 96)

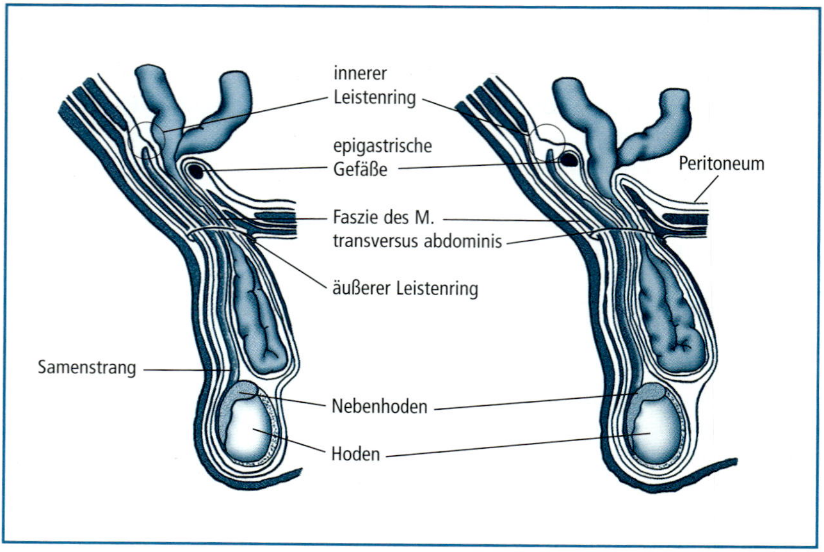

Links: Indirekte Leistenhernie; Rechts: Direkte Leistenhernie

8. Hämorriden

Krankheitsbild

Krampfaderähnliche, knotenförmige Erweiterungen des submukösen arteriovenösen Schwellkörpers im Analkanal

Ursachen:
- Blutrückstau in die Blutgefäße des Analrings
- familiäre Disposition für eine Bindegewebsschwäche
- Begünstigende Faktoren sind:
  - Entzündungen der Analregion,
  - chronische Obstipation,
  - Schwangerschaft,
  - überwiegend sitzende Tätigkeit,
  - Bewegungsmangel.

Symptome
- **Stadium I:**
  - Hämorriden sind nur leicht vorgewölbt, nicht sicht- oder tastbar.
  - keine Schmerzen
  - hellrote Blutauflage auf dem Stuhl, z. T. tropfend oder spritzend
  - Pruritus ani
- **Stadium II:**
  - Knoten sind tastbar, beim Pressen treten sie nach außen, bei Entlastung ziehen sie sich wieder zurück.
  - Prolaps während, spontane Reposition nach der Defäkation
  - Entzündungszeichen
  - Brennen, Nässen, Hitzegefühl
- **Stadium III:**
  - Hämorriden bleiben außerhalb der Analöffnung, können mit dem Finger zurückgeschoben werden.
  - Entzündung
  - ödematöse Schwellung
  - starke Schmerzen bei und während der Defäkation sowie beim Sitzen
  - Juckreiz
  - Schleimabsonderung
- **Stadium IV:**
  - keine Reposition mehr möglich
  - inkarzerierte Hämorriden
  - stärkste Schmerzen

Pflege

- Körpergewicht normalisieren.
- Einsatz der Bauchpresse zur Stuhlentleerung vermeiden.
- Für einen weichen Stuhlgang sorgen, um den Druck auf den Analkanal zu vermindern.
- Ballaststoffreich ernähren:
  - Gemüse, Obst essen,
  - blähende Nahrungsmittel meiden,
  - viel Flüssigkeit zuführen.
- Bei Obstipation, Quellmittel, wie z. B. Weizenkleie einnehmen.
- Bei langer sitzender Tätigkeit ausgleichend körperlich bewegen, um dem Blutstau entgegenzuwirken, der durch die Abknickung in der Hüfte entsteht.
- Analregion nach der Defäkation vorsichtig waschen.
- Sitzbäder mit antiphlogistischen Zusätzen, wie z. B. Kamille durchführen.
- Kalte, feuchte Umschläge bei vorher nicht reponiblen prolabierten Knoten anlegen.

! Maßnahmen zur Obstipationsprophylaxe durchführen (s. S. 209).

Therapie und Behandlung nach AVO (ärztlicher Verordnung)

- Lokal analgesierende und antiphlogistische Salben und Zäpfchen verabreichen.
- **Stadium I und II:**
  - Hämorriden sklerosieren, Infrarotkoagulation durchführen.
  - Gummibandligatur anlegen.
- **Stadium III:**
  - Manuelle Reposition des Prolaps ist möglich.
  - Hämorridektomie durchführen.
- **Stadium III und Stadium IV:**
  - Hämorridektomie durchführen.

! **Folgende Komplikationen können auftreten:**

- massive Blutungen durch die direkte Verbindung mit arteriellen Gefäßen,
- Ausbildung von Nekrosen und Ulzerationen bei permanentem Prolaps,
- Entzündungen,
- Perianalthrombose,
- Ausstülpen der gesamten Analwand.

Komplikationen nach Hämorridektomie können sein:

- Blutung,
- Stuhlinkontinenz (meist temporär),
- selten Stenose des Analkanals.

Der hohe Blutverlust von 500–1000 ml kann unbemerkt bleiben, da sich zuerst die Enddarmampulle mit Blut füllt.

Geringere Blutungen über einen längeren Zeitraum führen zur Anämie.

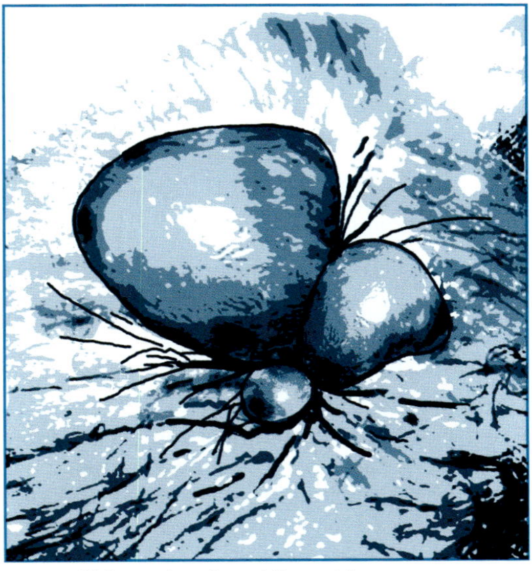

Entzündlich geschwollene Hämorriden

9. Anal- und Rektumprolaps (After- und Mastdarmvorfall)

Krankheitsbild

Analprolaps: *Vorfallen und äußerliches Sichtbarwerden der Analschleimhaut, wobei der Sphinkterapparat intakt, der Sphinktertonus jedoch vermindert ist.*

Rektumprolaps: *Äußerliches Sichtbarwerden der Mastdarmschleimhaut oder Vorfallen der gesamten Mastdarmwand in die Darmlichtung durch den After nach außen, wobei der Sphinkterapparat geschädigt ist.*

Ursachen:
- **Analprolaps:**
  - Hämorriden
  - mehrere Entbindungen
  - chronische Obstipation
  - erbliche Veranlagung
- **Rektumprolaps:**
  - Beckenbodenschwäche

Symptome
- **Analprolaps:**
  - Blutablagerungen
  - evtl. leichte Stuhlinkontinenz
  - Pruritus ani
- **Rektumprolaps:**
  - Stuhlinkontinenz
  - Blut- oder Schleimabgang
  - Nässen
  - Schleimhautödem
  - Druckulzera

Pflege
- Für weichen Stuhlgang sorgen.
- Einsatz der Bauchpresse zur Stuhlentleerung vermeiden.
- Analregion nach der Defäkation vorsichtig waschen.
- Sitzbäder mit antiphlogistischen Zusätzen, wie z. B. Kamille durchführen.
- Kalte, feuchte Umschläge anlegen.
- Ausreichend trinken (2–3 l täglich).
- Ballaststoffreich ernähren.

! Maßnahmen zur Obstipationsprophylaxe durchführen (s. S. 209).

Therapie und Behandlung nach AVO (ärztlicher Verordnung)

- **Analprolaps:**
  - Hämorriden entfernen.
- **Rektumprolaps:**
  - Manuell reponieren.
  - Rektum an der Beckenwand mit Beckenbodenstraffung operativ fixieren.

! Ältere Frauen und Frauen mit mehreren Geburten sind stärker von einem Rektumprolaps betroffen.

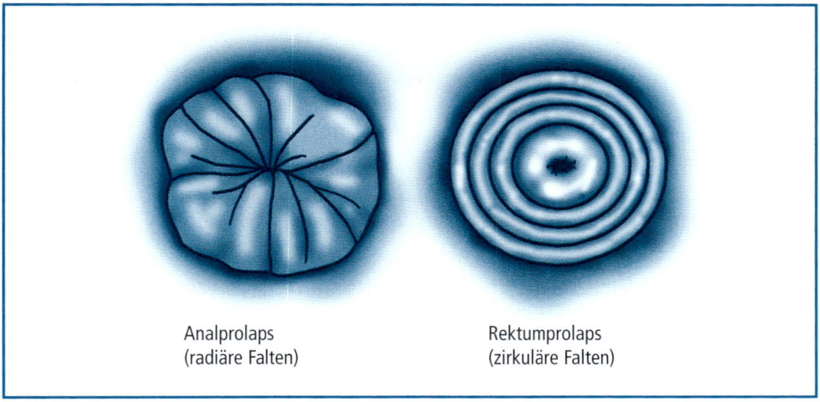

Anal- und Rektumprolaps

1. Anatomie: Die Leber

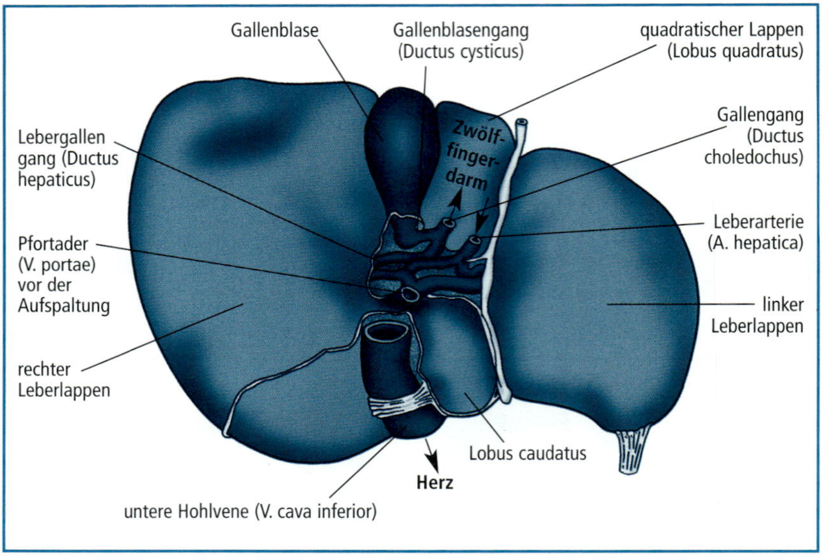

Unterseite der Leber (Die Leber mit Gallenblase und Pankreas, s. S. 132)

- An der **Leberpforte**, die sich an der Unterseite der rechten Leber befindet, münden Pfortader (V. portae), Leberarterie (A. hepatica), gemeinsamer Lebergallengang (Ductus hepaticus communis).
- Über den **Ductus hepaticus communis** wird die in den Leberzellen produzierte Galle zur Gallenblase transportiert.
- Die Lebergewebszellen werden mit sauerstoffreichem Blut über die Leberarterie (**A. hepatica propria**) aus der Bauchaorta versorgt.
- Über die **Pfortader** (V. portae) wird der Leber sauerstoffarmes, nährstoffreiches, venöses Blut aus Dünn- und Dickdarm, Milz, Magen und Bauchspeicheldrüse (**Pfortaderkreislauf**) zur Entgiftung und Verstoffwechslung zugeführt.
- Über die Lebervene (**V. hepatica**) wird das gereinigte Blut aus der Leber in die untere Hohlvene (Körperkreislauf) gebracht.

Aufgaben der Leber

- Produktion von Gallensäuren, die die Resorption von Nahrungsfetten im Dünndarm ermöglicht
- Biochemische Umwandlung toxischer Substanzen, wie z. B. Alkohol oder Medikamente in eine weniger giftige Form
- Umwandlung des beim Erythrozytenabbau in der Milz frei gewordenen Hämoglobins in Bilirubin
- Umwandlung von überschüssiger Glukose in Glykogen
- Speicherung von Glykogen
- Abbau von Glykogen in Glukose und Abgabe von Glukose an das Blut bei Hypoglykämie
- Neubildung von Glukose (Glukoneogenese) bei erschöpftem Glykogenspeicher
- Bildung von Eiweißkörper, wie z. B. Albumin oder Gerinnungsfaktoren
- Abbau von Eiweiß zu Harnstoff, der ins Blut abgegeben und von der Niere mit dem Urin ausgeschieden wird.
- Umwandlung überschüssiger Kohlenhydrate in Neutralfette und deren Speicherung, die bei Bedarf wieder mobilisiert werden können.

2. Akute Hepatitis (Akute Leberentzündung)

Krankheitsbild

Meistens durch Viren verursachte Leberentzündung mit Nekrosen der Leberzellen und einem meist intrahepatischen Ikterus.

! Unterteilung je nach Virus in die Typen A-E

Ansteckungsweg, Inkubationszeit, Neigung zu Folgeerkrankungen sind entsprechend unterschiedlich, die Symptome jedoch ähnlich.

Ursachen:

- **Hepatitis A (Epidemische Virushepatitis):**
  - Hepatitis-A-Virus (HAV), ein weltweit verbreitetes RNA-Virus
  - Übertragung: fäkal-oral durch Schmierinfektion, infizierte Nahrungsmittel, oder verseuchtes Wasser, vor allem nach Reisen in Länder mit schlechtem hygienischen Standard
  - Inkubationszeit: 14–21 Tage; das Virus wird mit dem Stuhl ausgeschieden.
  - Die Symptome treten 14–40 Tage nach der Infektion auf, wobei ca. 70 % der Infizierten keine Symptome zeigen
  - Krankheitsdauer: 4–6 Wochen, selten 3–4 Monate
  - komplette Restitution
- **Hepatitis B (Spritzen-, Serumhepatitis):**
  - Hepatitis-B-Virus (HBV), ein DNA-Virus
  - Übertragung: durch Körpersekrete, wie z. B. Blut, Blutprodukte, Speichel, Samenflüssigkeit oder Vaginalsekret
  - Risikogruppen: Bluterkrankte, Dialysepatienten, Drogenabhängige ohne eigenes Injektionsbesteck, Personen mit häufig wechselnden Sexualpartnern und (zahn-) medizinisches Personal
  - Inkubationszeit: 1–6 Monate
  - Meistens komplette Restitution; bei ca. 10 % der Infizierten manifestiert sich eine chronische Virushepatitis.
- **Hepatitis C (früher: Non-A-Non-B-Hepatitis):**
  - Hepatitis-C-Virus (HCV), ein RNA-Virus
  - Übertragung s. Hepatitis B
  - Risikogruppen s. Hepatitis B
  - Inkubationszeit: 2–10 Wochen
  - Bei ca. 55 % der Infizierten manifestiert sich eine chronische Virushepatitis sowie ein Leberzellkarzinom.

▷

- **Hepatitis D**
  - Hepatitis-D-Virus (HDV)
  - Übertragung s. Hepatitis B
  - Risikogruppen s. Hepatitis B
  - Inkubationszeit s. Hepatitis B
  - Vorkommen nur bei Patienten mit einer HBV-Infektion (= Koinfektion)
  - Bei ca. 95 % der Infizierten manifestiert sich eine chronische Virushepatitis.
- **Hepatitis E**
  - Hepatitis-E-Virus (HEV)
  - Übertragung s. Hepatitis A
  - Risikogruppen: Urlauber, Einwohner der Endemiegebiete
  - Inkubationszeit: ca. 20–75 Tage
  - Keine chronische Manifestation, aber bei Schwangeren kann es zu schweren Verläufen mit akutem Leberversagen kommen. Die Letalität liegt bei 20 %.
- **Hepatitis G/GB-C**
  - Hepatitis-G-Virus (HGV)
  - Übertragung s. Hepatitis B
  - Risikogruppen: Dialysepatienten, Drogenabhängige
  - Inkubationszeit: unbekannt
  - Bei über 50 % kommt es häufig zu einer chronischen Manifestation, jedoch nicht zu einer Leberentzündung.

Symptome

Entsprechend dem typischen dreiphasigen Verlauf:

- **Prodromalphase:** *meist einige Tage bis einige Wochen*
  - grippeähnliche Allgemeinsymptome mit Abgeschlagenheit und erhöhter Temperatur
  - Appetitlosigkeit
  - Übelkeit
  - Erbrechen
  - Durchfall
  - Bauchschmerzen
  - Gelenk- und Muskelschmerzen
  - Hautausschlag
- **Krankheitsphase:** *meist 2–6 Wochen*
  - Ikterus mit Juckreiz
  - heller, grau-gelber Stuhl infolge der entzündungsbedingten Gallenstauung
  - braungefärbter Urin
  - druckschmerzhafte Hepato- und Splenomegalie

  - evtl. durch Mitbeteiligung anderer Organe das Auftreten z. B. einer Myokarditis, einer Pankreatitis oder Pleuraergüssen
- **Rekonvaleszenzphase:**
  - Symptome bilden sich langsam zurück.
  - Müdigkeit
  - Abgeschlagenheit

Pflege

- Absolute Alkoholkarenz einhalten.
- Patient über hygienische Maßnahmen informieren.
- Hygieneartikel beschriften und separat aufbewahren.
- Separates Bad mit Toilette, Waschbecken, Dusche oder Bad zur Verfügung stellen und nach Gebrauch desinfizieren.
- Bei Kontakt mit infektiösem Material, wie z. B. Blut oder Ausscheidungen, Hände desinfizieren und Handschuhe und Schutzkittel tragen.
- Kontaminierte Gegenstände desinfizieren.
- Kontaminierte Bettwäsche sofort in als infektiös gekennzeichneten Wäschesäcken entsorgen.
- ***Niemals re-capping!*** Kanülen sofort in als infektiös gekennzeichneten Extraabwurfbehältern entsorgen.
- Verbandsmaterialien als Sondermüll entsorgen.
- Leberschädigende Noxen meiden, wie z. B. Alkohol oder nicht notwendige Medikamente.
- Bettruhe zur Förderung der Leberdurchblutung einhalten sowie körperliche Anstrengungen vermeiden.
- Feucht-warme Wickel anlegen.
- Ausgewogene, leicht verdauliche und vitaminreiche Kost verabreichen.
- Patient beobachten:
  - Allgemeinbefinden,
  - Ausscheidung,
  - Haut,
  - Skleren,
  - Vitalzeichen, wie z. B. Temperatur.

Therapie und Behandlung nach AVO (ärztlicher Verordnung)

- Nicht dringend benötigte Medikamente absetzen.
- Es steht keine kausale Therapie gegen Virushepatitis zur Verfügung.
- Andere Formen mit Antibiotika oder Medikamenten gegen Parasiten therapieren.
- Morgens nüchtern 1 TL Karlsbader Salz bei ausgeprägtem Ikterus verabreichen.
- Bei fulminantem Verlauf eine Lebertransplantation durchführen.

! Bei fulminantem Verlauf mit plötzlichem, massivem Leberzelluntergang können als gefährlichste Frühkomplikationen schwerste Leberfunktionsstörungen auftreten, die bis zum Tod im Leberkoma enden.

Als wichtigste Spätkomplikation kann die akute Hepatitis C in eine chronische Virushepatitis mit erhöhtem Risiko der Entwicklung einer Leberzirrhose und eines Leberzellkarzinoms übergehen.

Keine Ausbildung eines Ikterus sowie milde Ausbildung der Symptome müssen nicht mit einem komplikationslosen Abheilen des Krankheitsbildes einhergehen.

Nach dem Krankenhausaufenthalt den Patient informieren über:

- regelmäßige Nachkontrollen,
- absolute Alkoholkarenz,
- Infektiosität bis zum Negativwerden der serologischen Untersuchungen.

Bei geplanter Reise in ein Endemiegebiet kann einer Hepatitis A durch eine Passivimmunisierung für 3–6 Monate vorgebeugt werden.

In den ersten Stunden nach Kontakt mit virushaltigem Material kann einer Hepatitis B durch ein Hepatitis-B-Hyperimmungobulin vorgebeugt werden.

Risikogruppen sollten sich aktiv impfen lassen.

3. Chronische Hepatitis (chronische Leberentzündung)

Krankheitsbild

Durch Viren verursachte Leberentzündung mit Nekrosen der Leberzellen und einem meist intrahepatischen Ikterus, der länger als 6–12 Monate anhält

Zu unterscheiden sind zwei Hauptformen je nach Verlauf und Gewebeveränderungen:

- **Chronisch-persistierende Hepatitis (CPH):**
  - Eine nicht abgeheilte, akute Virushepatitis (B, C oder D) verursacht eine entzündliche und fibrosierende Veränderung der Periportalfelder (Bindegewebsfelder zwischen benachbarten Leberläppchen).
- **Chronisch-aggressive Hepatitis (CAH):**
  - Autoimmunologische Prozesse bei vor allem jüngeren Frauen
  - Eine nicht abgeheilte, akute Virushepatitis (B, C oder D) schädigt die Leberläppchen, führt zum Leberzelluntergang sowie zu einer zunehmenden Fibrosierung und Funktionseinschränkung der Leber.

Ursachen:

- Virushepatitis
- Autoimmunhepatitis
- Chronischer Alkohol- oder Medikamentenabusus
- Stoffwechselerkrankungen

Symptome

- uncharakteristische Beschwerden, wie z. B. Müdigkeit, verminderte Leistungsfähigkeit und Völle- und Druckgefühl im Oberbauch
- Rötung der Handinnenflächen (Palmarerythem)
- Lebersternchen (Spider naevi)

Pflege vgl. Akute Hepatitis (s. S. 124)

Therapie und Behandlung nach AVO (ärztlicher Verordnung)

- Es ist keine medikamentöse Therapie bei der chronisch persistierenden Hepatitis möglich.
- Bei der Virushepatitis Alpha-2-Interferon verabreichen.
- Bei der Autoimmunhepatitis Immunsuppressiva verabreichen.

! Die chronisch persistierende Hepatitis heilt meistens spontan aus. Sie kann aber auch in die chronisch-aggressive Hepatitis-Form übergehen.

Die chronisch-aggressive Hepatitis geht bei 50 % der Patienten in eine Leberzirrhose mit gehäuft auftretendem Leberzellkarzinom über.

4. Leberzirrhose (Schrumpfleber)

Krankheitsbild

Fortschreitende, chronische, unumkehrbare Lebererkrankung, die durch Entzündung, Nekrose und Fibrose zu einem Umbau der normalen Leberstruktur in funktionsloses Bindegewebe (grobe Höcker auf der Leberoberfläche) und damit zur Leberinsuffizienz führt. Entsprechend der vielfältigen Aufgaben, die die Leber im Stoffwechsel des Organismus einnimmt, nehmen aufgrund der pathologischen Entwicklungen Syntheseleistungen und Entgiftungsfunktion der Leber ab und Fehler im Eiweiß- und Aminosäurenstoffwechsel treten auf. Auch der Fettstoffwechsel und der Kohlenhydrathaushalt sind betroffen. Die Gefäßstrukturen in der Leber sind vermindert; die Pfortader, als Zeichen der Blutstauung vor der Leber, ist verbreitert.

Ursachen:

- übermäßiger Alkoholgenuss
- chronische Virushepatitis
- posthepatische Leberzirrhose
- Gallengangsentzündungen
- Stauungsleber
- Stoffwechselerkrankungen
- Wirkung bestimmter Medikamente oder Gifte

Symptome

Im fortgeschrittenem Stadium:

- Müdigkeit, Mattigkeit
- verminderte körperliche und geistige Leistungsfähigkeit
- Appetitlosigkeit
- Völlegefühl
- Gewichtsverlust
- Schwitzen
- psychische Verstimmung
- Druckgefühl oder Schmerzen im Oberbauch
- Ikterus mit oft quälendem Juckreiz
- Spider naevi
- Blähungen
- Aszites
- Gefäßerweiterungen in der Nabelgegend (Caput Medusae)
- Ösophagusvarizen mit Blutungen
- Bewusstseinstrübung bis zum Präkoma und Koma
- Bei Männern: Potenzstörungen, Gynäkomastie, Hodenatrophie und Bauchglatze durch den Verlust der männlichen Behaarung
- Bei Frauen: Menstruationsstörungen

Pflege

- Absolute Alkoholkarenz einhalten.
- Körperliche Anstrengung meiden.
- Bei Bedarf Bettruhe einhalten.
- Auf eine ausgewogene Ernährung mit 40 % Kohlenhydraten, 40 % Fett, 20 % Eiweiß achten.
- Bei Komplikationen die Eiweißzufuhr senken.

Therapie und Behandlung nach AVO (ärztlicher Verordnung)

- Kombinationstherapie mit Interferon und Ribavirin bei posthepatischer, chronischer Hepatitis durchführen.
- Unnötige hepatotoxische Medikamente absetzen.
- Lebertransplantation durchführen.

! Körperliche Belastungen, Alkoholabusus, Infekte und Magen-Darm-Blutungen können verschlechternde Schübe auslösen.

Im fortgeschrittenen Stadium entwickelt sich aus der vergrößerten, verhärteten und höckerigen Leber eine Schrumpfleber.

Häufig ist die Milz mitbetroffen.

Folgende Komplikationen können auftreten:

- Pfortaderhochdruck (portale Hypertension) mit Bildung von Umgehungskreisläufen,
- Ösophagusvarizen und Ösophagusvarizenblutung als häufigste Todesursache,
- Aszites,
- Hepatosplenomegalie,
- hepatische Enzephalopathie bis zum Stadium des Leberkomas (Coma hepaticum),
- hepatorenales Syndrom,
- Leberzellkarzinom.

Sonderformen der Leberzirrhose, wie z. B. die Hämochromatose oder die Wilson-Krankheit bedürfen einer spezifischen medikamentösen Therapie.

5. Fettleber

Krankheitsbild

Vermehrte Fetteinlagerung von mehr als 50 % in die Leberzellen. Die Zellen gehen zugrunde und werden durch Narbengewebe ersetzt (Leberzirrhose, s. S. 129).

! **Leberzellverfettung:** Weniger als 50 % der Leberzellen sind betroffen.

Ursachen:
- Übermäßiger Alkoholgenuss: Die Leber baut primär Alkohol ab und speichert das angebotene Fett.
- Diabetes mellitus (s. S. 144)
- Fettstoffwechselstörungen
- Fehlernährung, meist Überernährung
- bestimmte Medikamente oder Gifte, wie z. B. Pilzgifte

Symptome
- meist keine Symptome
- gelegentlich Oberbauchschmerzen
- tastbare Hepatomegalie

Pflege
- Ursachen ausschalten:
  - absolute Alkoholkarenz einhalten,
  - Gewicht reduzieren.

Therapie und Behandlung nach AVO (ärztlicher Verordnung)
- Stoffwechselerkrankungen medikamentös und diätetisch behandeln.

! Die Fettleber
- gilt als die häufigste Lebererkrankung,
- wird oft zufällig diagnostiziert.

Bei Ausschaltung der Ursachen ist eine vollständige Rückbildung möglich, da das Leberzellgewebe äußerst regenerationsfähig ist.

Als Folgeerkrankung kann auch der Übergang in eine Leberzirrhose (s. S. 129) erfolgen.

1. Anatomie: Die Gallenblase mit Verlauf der Gallenwege

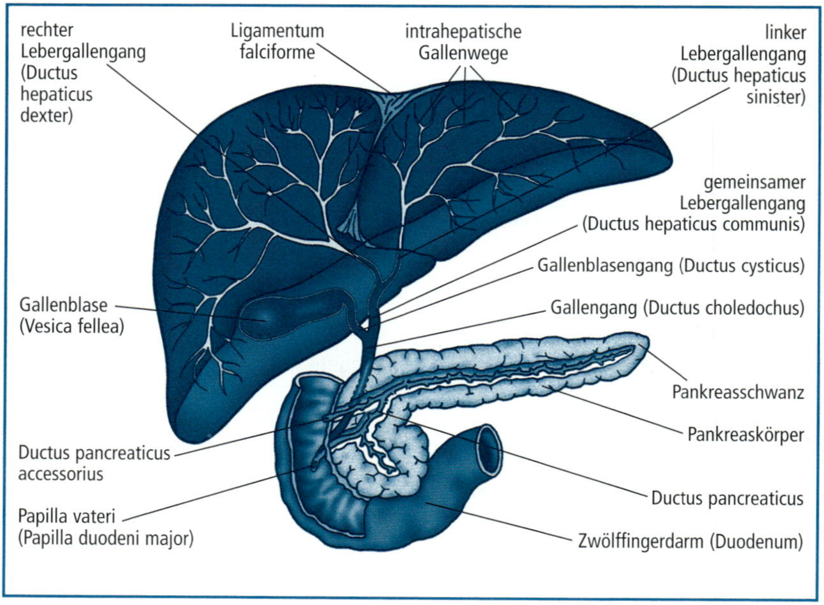

Die Leber mit Gallenblase und Pankreas mit Duodenum

- Die **Gallenblase** (Vesica fellea)
  - liegt an der Unterseite des rechten Leberlappens,
  - speichert die in der Leber gebildete Galle,
  - gibt Galle bei Bedarf über den Gallenblasengang und Gallengang in den Zwölffingerdarm ab.
- Die Gallenwege sind
  - die aus der Leber kommenden beiden **Lebergallengänge** (Ductus hepaticus dexter und sinister), die sich an der Leberpforte zum gemeinsamen **Lebergallengang** (Ductus hepaticus communis) vereinen,
  - der **Gallenblasengang** (Ductus cysticus), der im spitzen Winkel zum Ductus hepaticus communis die Verbindung zur Gallenblase herstellt,
  - der **Gallengang** (Ductus choledochus), der hinter dem Duodenum den Pankreaskopf durchquert und mit dem Ductus pancreaticus an der **Papilla vateri** (Papilla duodeni major) in das Duodenum mündet.

2. Cholelithiasis (Gallensteinkrankheit)

Krankheitsbild

Bildung von Gallensteinen in der Gallenblase (Cholecystolithiasis) sowie in den Gallengängen (Choledochuslithiasis) und den damit einhergehenden Beschwerden

- Ca. jeder Zehnte hat Gallensteine.
- Ca. 80 % haben jedoch keine Beschwerden.
- Frauen sind häufiger betroffen als Männer.

Ursachen:

- Lösungsungleichgewicht der Gallenflüssigkeit (sogenannte übersättigte Galle); Cholesterin, Bilirubin und Kalzium wird dabei ausgefällt.
  - **Cholesterinsteine:** Reine Cholesterinsteine bestehen zu etwa 98–99 % aus Cholesterin und Mischsteine bestehen zu 50 % aus Cholesterin.
  - **Pigmentsteine** sind vor allem Bilirubinsteine.
  - **Kalziumbilirubinatsteine** sind selten.
- mehrere kleinste Konkremente (Gallengries)
- Risikofaktoren sind z. B.:
  - Entzündungen,
  - Beweglichkeitsstörungen und Abflussbehinderungen im Bereich der Gallenwege,
  - hämolytische Anämien,
  - Diabetes mellitus (s. S. 144),
  - Hypercholesterinämie (s. S. 32),
  - Fettstoffwechselstörungen,
  - unausgewogene Ernährung,
  - Adipositas,
  - Schwangerschaft,
  - erbliche Disposition.

Symptome

- bei „stummen Steinen" keine oder nur geringe Symptome
- wiederkehrende Oberbauchschmerzen
- Übelkeit
- Aufstoßen
- Blähungen
- Gallenkolik durch Wandern der Steine in den Gallenwegen und Behinderung des Gallenflusses:
  - heftige, krampfartige Schmerzen im rechten Ober- und Mittelbauch, die in den Rücken oder die rechte Schulter ausstrahlen können.
  - Schweißausbruch
  - Übelkeit, Brechreiz, Erbrechen

- Kreislaufkollaps
- leicht erhöhte Temperatur
- Druckschmerz über der Gallenblase

Pflege

- Bettruhe einhalten.
- Warme Bauchwickel anlegen, nicht jedoch bei akuter Entzündung.
- Nahrungskarenz einhalten.
- Ab dem 2. oder 3. Tag langsam mit Kostaufbau beginnen.
- Im beschwerdefreien Intervall fettarme Diät halten.
- Körpergewicht normalisieren.
- Patient beobachten:
  - Vitalzeichen, wie z. B. Temperatur, Puls und Blutdruck,
  - Allgemeinzustand,
  - Schmerzen,
  - Abdomen. Eine harte Bauchdecke ist Symptom einer Peritonitis.

Therapie und Behandlung nach AVO (ärztlicher Verordnung)

- Bei Schmerzen Analgetika verabreichen.
- Bei einer akuten Gallenkolik Spasmolytika i. v. verabreichen.
- Bei einer Porzellangallenblase Cholecystektomie durchführen.
- Bei anhaltenden Schmerzen und Entzündungszeichen Operation im beschwerdefreien Intervall (Intervalloperation) und unter Antibiotikatherapie durchführen.
- Bei Einklemmung des Steins im Hauptgallengang (Ductus choledochus) zuerst Endoskopie, evtl. mit Stoßwellenlithotripsie, und dann erst eine Cholecystekomie durchführen.
- Bei nicht operationsfähigen Patienten Chemolitholyse durchführen.

! Folgende Komplikationen können auftreten:

- Verschlussikterus durch Einklemmen eines oder mehrerer Steine im Ductus choledochus.
- Gallenblasenhydrops durch den in der Gallenblase gebildeten Schleim und die Gallenflüssigkeit, die durch den verlegten Ductus cysticus nicht abfließen kann.
- Gallenblasenempyem mit hohem Fieber, Schüttelfrost und geschwollener Gallenblase durch zusätzliche, bakterielle Besiedlung.
- Bakterielle Cholezystitis und Cholangitis durch den Gallenstau.
- Akute Pankreatitis durch einen Stein im Papillenbereich oder durch Verletzung des Pankreas
- Peritonitis, Leberabszess und Gallensteinileus durch Perforation oder Penetration der Steine bei einer Cholezystitis ▷

- Systemische Sepsis durch Streuung der Erreger in die Blutbahn bei massiver Cholezystitis, Gallenblasenempyem und abszedierender Cholangitis. Die Patienten sind ikterisch und haben hohe Fieberschübe mit Schüttelfrost. Lebensbedrohlich sind Kreislauf- und Nierenversagen.

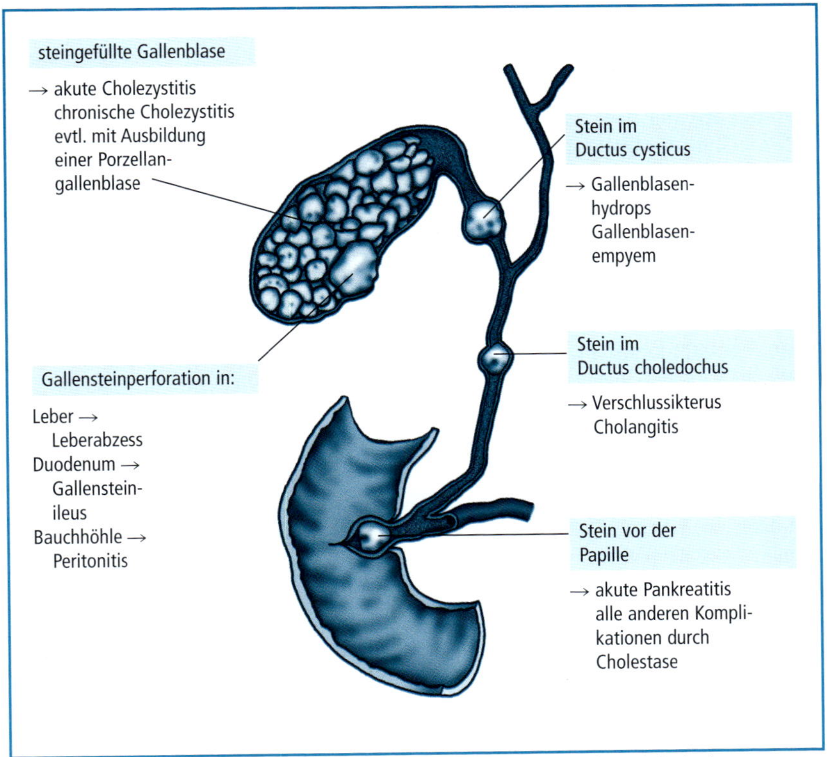

Darstellung möglicher Komplikationen bei Cholelithiasis in Abhängigkeit der Lokalisation

3. Ikterus (Gelbsucht)

Krankheitsbild

Gelbfärbung von Haut und Schleimhäuten durch Anstieg des Gallenfarbstoffs (Bilirubin) im Blut mit nachfolgendem Übertritt ins Gewebe

! **Sklerenikterus:** Die Gelbfärbung ist an der Bindehaut der Augen erkennbar.

Je nach Entstehungsursache werden drei Formen des Ikterus unterschieden:

1. **Prähepatischer oder hämolytischer Ikterus:**
   Durch eine Erkrankung vor der Leber, wie z. B. durch verstärkten Abbau roter Blutkörperchen bei Blutkrankheiten. Die gesunde Leber kann das vermehrt anfallende Bilirubin im Blut nicht bewältigen, wodurch die Konzentration von Bilirubin im Blut ansteigt.
2. **Intrahepatischen Ikterus oder Parenchymikterus:**
   Durch Erkrankungen der Leber selbst, wie z. B. eine Virushepatitis, eine Unreife der Leberfunktion bei Neugeborenen oder eine erblich bedingte Störung, wie z. B. die Meulengracht-Krankheit. Die Aufnahme, Verstoffwechslung oder Ausscheidung des Bilirubins in die Gallenwege kann gestört sein, wodurch es zu einem Rückstau im Blut kommt.
3. **Posthepatischer Ikterus oder Verschlussikterus:**
   Durch eine nach der Leber gelegene Störung, wie z. B. Verlegung der Gallenwege durch Gallensteine, Entzündungen oder Tumoren der Gallengänge oder der Nachbarorgane, wie z. B. bei einem Papillenkarzinom. Der Gallenrückstau führt über die Erhöhung des Gallenfarbstoffs im Blut und im Gewebe zur Gelbsucht, sein Fehlen im Darm zur Stuhlentfärbung und Dunkelfärbung des Urins.
   - Der Anstieg der Gallensäuren bewirkt starken Juckreiz.
   - Der Mangel an Gallenflüssigkeit führt zu Verdauungsstörungen und Ausscheidung von Fettstühlen.
   - Durch einen akuten Gallengangsverschluss, wie z. B. durch Steine, treten heftige Koliken auf.
   - Bei allmählicher Einengung der Gallenwege, wie z. B. durch einen Tumor, treten keine Schmerzen auf.

! Zur Diagnostik Blutuntersuchungen, Sonografie und endoskopische Untersuchung der Gallenwege (ERCP) durchführen.

Die Therapie entsprechend der Grunderkrankung durchführen.

4. Cholecystitis (Gallenblasenentzündung)

Krankheitsbild

Entzündung der Gallenblase, meist durch ein Gallensteinleiden. Der Gallenstein übt einen mechanischen Reiz an der Gallenblasenwand aus oder wirkt als Abflusshindernis (Cholelithiasis, s. S. 133). In der so geschädigten Gallenblase können sich Bakterien ansiedeln, die auf dem Blut- oder Lymphweg in die Gallenblase gelangen, aus der Leber absteigen oder aus dem Darm aufsteigen und die Entzündung bewirken.

Unterteilung je nach zeitlichem Verlauf:
- **Akute Cholecystitis**, mit möglichen Übergang in eine
- **Chronisch-rezidivierende Cholecystitis** oder Folge einer akuten Gallenblasenentzündung bzw. einer ohne Beschwerden auftretenden Gallensteinkrankheit

Ursachen:
- **Akute Cholecystitis**
  - Gallensteine
- **Chronisch-rezidivierende Cholecystitis:**
  - fettreiche Speisen

Symptome
- **akute Cholecystitis:**
  - plötzlich auftretende Schmerzen im rechten Oberbauch, evtl. mit Ausstrahlung in die rechte Schulter
  - Übelkeit
  - Erbrechen
  - hohes Fieber mit Schüttelfrost
  - evtl. Ikterus
  - Druckschmerzhafte Gallenblase
- **Chronisch-rezidivierende Cholecystitis:**
  - Verdauungsbeschwerden, wie z. B. Meteorismus
  - Schmerzen oder Druckgefühl im rechten Oberbauch
  - kolikartige Schmerzen

Pflege
- Absolute Nahrungs- und Flüssigkeitskarenz einhalten.
- Bettruhe einhalten.
- Eisblase auf die Gallenblasenregion legen.

Therapie und Behandlung nach AVO (ärztlicher Verordnung)

- **Akute Cholecystitis**
  - Krankenhauseinweisung organisieren.
  - Parenteral ernähren.
  - Entzündete Gallenblase innerhalb von 48 Stunden nach Beginn der Beschwerden oder im beschwerdefreien Intervall operativ entfernen.
  - Antibiotika i. v. verabreichen.
  - Analgetika verabreichen.
- **Chronische Cholecystitis:**
  - Cholecystektomie (operative Entfernung der Gallenblase)

! **Folgende Komplikationen können bei einer akuten Cholecystitis auftreten:**

- Perforation der Gallenblasenwand mit Gefahr einer galligen Peritonitis,
- Penetration, wie z. B. in die Leber,
- Gallenblasenempyem,
- Sepsis.

Folgende Komplikationen können bei einer chronisch-rezidivierenden Cholecystitis auftreten:

- akute Cholezystitis durch Beschwerden, die in unregelmäßigen Abständen immer wieder auftreten oder sich verschlimmern,
- lebensbedrohlicher Zustand,
- erhöhtes Tumorrisiko.

1. Anatomie: Die Bauchspeicheldrüse

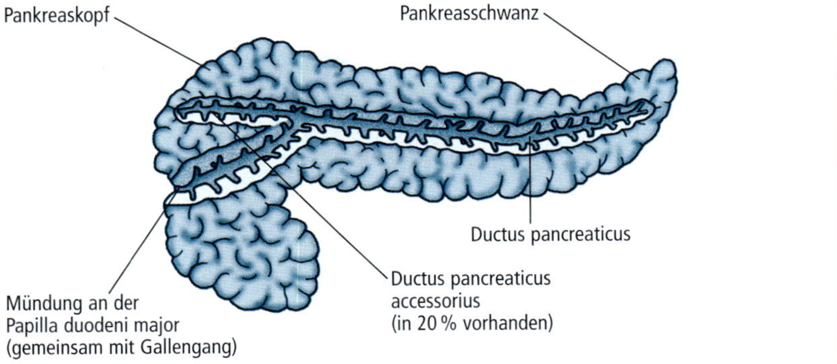

Bauchspeicheldrüse mit freigelegten Pankreasgängen

- Die Bauchspeicheldrüse liegt retroperitoneal und quer im mittleren Oberbauch in Höhe des ersten Lendenwirbels.
- Der **Pankreaskopf** ist von dem C-förmigen Abschnitt des Duodenums eingeschlossen.
- Der **Pankreasschwanz** endet am Milzhilus.
- In den **Ductus pancreaticus** enden alle Ausführungsgänge der kleinen serösen Drüsenläppchen, die das Innere der Bauchspeicheldrüse bilden.
- Der Ductus pancreaticus mündet zusammen mit dem Ductus choledochus an der Papilla vateri in das Duodenum.
- Die Bauchspeicheldrüse bildet als Drüse mit
  - äußerer Sekretion **(exokrine Drüse)** den Pankreassaft, der den sauren Speisebrei neutralisiert, um anschließend ihre Spaltfunktion der vorverdauten Nahrung übernehmen zu können,
  - innerer Sekretion **(endokrine Drüse)** in den sogenannten **Langerhans-Inseln**. Das sind in der Bauchspeicheldrüse verstreute Zellverbände, die Hormone für den Kohlenhydratstoffwechsel.
- In den Langerhans-Inseln werden drei Arten von Zellen unterschieden:
  - **B-Zellen**, die das einzige Hormon, das Insulin, bilden, das den Blutzuckerspiegel senkt,
  - **A-Zellen**, die den Gegenspieler des Insulins, das Glukagon, bilden, das den Blutzuckerspiegel erhöht,
  - **D-Zellen**, die das Hormon Somatostatin bilden, das viele Verdauungsfunktionen hemmt.

2. Akute Pankreatitis (akute Bauchspeicheldrüsenentzündung)

Krankheitsbild

Schwere, plötzlich auftretende Erkrankung der Bauchspeicheldrüse mit Untergang von Bauchspeicheldrüsengewebe durch Autolyse (Selbstandauung) und daraus folgender lebensbedrohlicher Kreislaufreaktion. Die Verdauungsenzyme der Bauchspeicheldrüse werden bereits im Organ selbst aktiviert und nicht erst im Dünndarm. Dadurch kommt es zur Autolyse des Organs mit Beeinträchtigung oder Verlust ihrer Drüsenfunktion.

- Der Verlauf der meisten Pankreatitiden ist relativ leicht, jedoch anfangs kaum vorhersehbar.
- Am häufigsten sind Menschen zwischen dem 30. und 50. Lebensjahr von diesem Krankheitsbild betroffen.

Ursachen:
- Alkoholabusus
- Gallenwegserkrankungen, wie z. B. Gallerückstau bei Gallensteinen
- Nebenwirkung von Medikamenten, wie z. B. Glukokortikoide oder Zytostatika
- Infektionen, wie z. B. Mumps, Scharlach oder Hepatitis
- Traumen
- Begleitsymptom anderer Erkrankungen

Symptome
- Heftige anhaltende Schmerzen im Oberbauch, die oft gürtelförmig in den Rücken ausstrahlen
- Meteorismus
- Übelkeit
- Erbrechen
- Abwehrspannung
- Subileus oder Ileus

- **In schweren Fällen:**
  - Ikterus
  - Aszites
  - Pleuraergüsse
  - Schocksymptomatik, wie z. B. Schwindel, Schweißausbruch
  - Symptome einer Sepsis

Pflege

- Absolute Alkoholkarenz einhalten.
- Patient beobachten:
  - Allgemeinbefinden,
  - Ausscheidung,
  - Haut,
  - Vitalzeichen, wie z. B. Puls, Blutdruck und Temperatur.

Therapie und Behandlung nach AVO (ärztlicher Verordnung)

- Primär konservative Therapie durchführen.
- **Bei milden Verläufen:**
  - Flüssigkeit, Nährstoffe und Mineralsalze parenteral verabreichen.
  - Analgetika mit z. B. Procain über Perfusor verabreichen.
  - Evtl. zusätzlich Paracetamol, Tramadol, Buprenorphin oder Pethidin verabreichen.
  - Bei Verdacht auf eine Gallensteineinklemmung im Papillenbereich Papillenschlitzung und Steinentfernung durchführen.
- **In schweren Fällen:**
  - Intensivtherapeutische Behandlung durchführen.
  - Nekrosen, bakterielle Infektion von Nekrosen, Pseudozysten und Abszessbildung operativ ausräumen, punktieren oder abtragen.

! Die schwerste Form der akuten Pankreatitis, die hämorrhagisch-nekrotisierende Pankreatitis, ist in mehr als 50 % aller Fälle tödlich.

Folgende lebensbedrohliche Komplikationen können auftreten:

- Kreislaufversagen mit akutem Nierenversagen,
- Schocklunge,
- Verbrauchskoagulopathie,
- Pfortaderthrombose,
- Sepsis,
- Blutungen,
- Abszesse,
- Bildung von Pseudozysten.

Die Prognose ist von der Rezidivprophylaxe abhängig.

Bei konsequenter Behandlung und leichter Form ist ein vollständiges Ausheilen möglich.

Langfristig muss die Grunderkrankung behandelt werden, um ein Wiederauftreten der akuten Pankreatitis vorzubeugen.

3. Chronische Pankreatitis (chronische Bauchspeicheldrüsenentzündung)

Krankheitsbild

Kontinuierliche oder in Schüben fortschreitende Pankreatitis mit zunehmender Zerstörung von Organgewebe der Bauchspeicheldrüse und Verlust ihrer endokrinen und exokrinen Funktion

Ursachen:
- meistens Folge von chronischem Alkohol- und/oder Medikamentenabusus
- anatomische Fehl- oder Missbildung, wie z. B. der Gallen- und Bauchspeicheldrüsengänge oder der Papilla duodeni major

Auslöser:
- fette Mahlzeiten
- Alkoholgenuss

Symptome
- Wiederholte Schmerzattacken über mehrere Stunden bis Tage im Oberbauch, die gürtelförmig in den Rücken ausstrahlen.
- Gekrümmte Körperhaltung
- Gewichtsverlust
- **Ca. 90 % des Pankreasgewebes sind zerstört:**
  - Verdauungsstörungen,
  - Fettunverträglichkeit,
  - Fettstühle,
  - Malassimilationssyndrom,
  - Blutzuckerschwankungen mit Gefahr der Hypoglykämie infolge Insulin- und Glukagonmangel.

Pflege
- Absolute Alkoholkarenz einhalten.
- Ernährung umstellen:
  - kohlenhydratreiche, fettarme Kost auf mehrere, kleinere Mahlzeiten verteilen,
  - diabetische Kost verabreichen.
- Patient beobachten:
  - Allgemeinbefinden,
  - Ausscheidung,
  - Haut,
  - Vitalzeichen, wie z. B. Blutzucker.

Therapie und Behandlung nach AVO (ärztlicher Verordnung)

- Der akute Schub ist wie die akute Pankreatitis zu therapieren (s. S. 141).
- Fehlende Verdauungsenzyme substituieren.
- Blutzuckerhaushalt mittels Insulintherapie regulieren.
- Bei Komplikationen oder erfolgloser medikamentöser Therapie Operation durchführen:
  - bei Pseudozysten oder zur Entlastung eine Drainageoperation durchführen,
  - bei Engstellen im Bauchspeicheldrüsengang durch einen Ballonkatheter dehnen und durch einen Stent offen halten.

! **Als Folge können Komplikationen ähnlich der akuten Pankreatitis auftreten:**

- Pankreasabszess,
- Pankreaszyste,
- Blutgerinnsel in benachbarte Blutgefäße.

Prognose:

- Nach operativer Beseitigung der Ursache gut.
- Bei durch Alkoholabusus oder fettreiche Ernährung verursachter chronischer Pankreatitis ist der Leidensweg bei insgesamt geringer Letalität lang.

4. Diabetes mellitus Typ 2

Krankheitsbild

Chronische Störung des Glukosestoffwechsels mit zeitweise oder ständig erhöhtem Blutzuckerspiegel bei erniedrigter intrazellulärer Blutzuckerverfügbarkeit. Übersteigt die Blutzuckerkonzentration den Schwellenwert von 180 mg/dl, wird Glukose mit dem Urin ausgeschieden. Neben Mineralien und Energie verliert der Körper zugleich große Mengen an Flüssigkeit, wodurch es zu einer Austrocknung des Körpers kommt (Exsikkose). Durch die Erhöhung der Blutzuckerwerte steigen die Blutfettwerte von Cholesterin, Neutralfett und LDL an, bei gleichzeitiger Abnahme des HDL-Wertes.

- Ca. 6–7 % der deutschen Bevölkerung haben Diabetes mellitus.
- Über 90 % der an Diabetes mellitus erkrankten Personen leiden an einem Typ-2-Diabetes.
- Diabetes mellitus ist eine der häufigsten Stoffwechselerkrankungen.
- Nur ca. 10 % der Typ-2-Diabetiker sind normalgewichtig. Durch Überernährung steigt der Insulinbedarf mit folgender Insulinresistenz.
- Die durchschnittliche Lebenserwartung der an Diabetes erkrankten Personen ist, aufgrund der Spätschäden, um ein Drittel gegenüber Gesunden verkürzt.
- Bei schlecht eingestelltem Diabetes mellitus treten die Spätschäden bereits nach 5–10 Jahren auf.

Ursachen:
- Insulinmangel
- Verminderte Insulinempfindlichkeit der Zielzellen (Insulinresistenz), wodurch Glukose aus dem Blut nicht in das Zellinnere aufgenommen werden kann.
- zeitlich verzögerte Insulinsekretion nach einer Mahlzeit
- genetische Veranlagung
- Übergewicht aufgrund von falscher Ernährung und Bewegungsmangel

Auslöser:
- Stress
- akute Infektion
- Operation
- Unfall
- Schwangerschaft

Symptome
- Polyurie
- Polydipsie
- körperliche Schwäche mit Leistungsknick
- Harnwegsinfektion
- Pilzinfektion
- Juckreiz
- eitrige Infektion der Haut
- Hyperlipoproteinämie (s. S. 32)
- Hypertonie (s. S. 36)

Pflege
- Diabetikerschulung über Behandlung, Selbstkontrolle, richtige Ernährung, Folgekrankheiten, Fußpflege, Diabetes-Gesundheitspass, drohende Komplikationen, Verhaltensregeln für besondere Lebenssituationen, Reisen sowie soziale Probleme anbieten.
- Individuelle Therapieziele je nach Diabetestyp, Insulintherapie und Bedürfnissen der Betroffenen vereinbaren.
- Diabetesdiät einhalten, da Fett die Insulinresistenz verstärkt und Eiweiß die Neubildung der Glukose in der Leber fördert:
  - Monosaccharide meiden,
  - fettreiche Kost meiden,
  - Vollwertkost mit viel Gemüse einnehmen,
  - Obst und Vollkornprodukte bevorzugen,
  - den Kohlenhydratgehalt der Nahrung mithilfe der Broteinheit schätzen,
  - viel Flüssigkeit trinken.
- Körperliche Bewegung ermöglichen.

> **!** Nährstoffverteilung:
> - 50–60% Kohlenhydrate
> - 25–30 % Fett
> - 10–15 % Eiweiß

Therapie und Behandlung nach AVO (ärztlicher Verordnung)
- Bei Bedarf medikamentöse Therapie mit Sulfonylharnstoff oder Insulin einleiten.
- Regelmäßig Blutzucker- und HbA1c-Wert kontrollieren.
- 4–6 Mal jährlich (augen)ärztliche Kontrolluntersuchungen wahrnehmen.

Unterschieden werden zwei Diabetes-Typen sowie Sonderformen:

Diabetes Typen:

- Typ-1-Diabetes: Beginnt überwiegend im Kindes- und Jugendalter
- Typ-2-Diabetes: Beginnt immer früher aufgrund falscher Ernährung und Bewegungsmangel, manchmal sogar schon im Kindesalter

Sonderformen:

- Schwangerschaftsdiabetes
- Sekundärer Diabetes mellitus aufgund von anderen Erkrankungen, wie z. B. Bauchspeicheldrüsenentzündung oder Medikamente, wie z. B. Kortikoide (Steroiddiabetes)

Bei Normalgewicht ist die Insulinresistenz durch vermehrte körperliche Aktivität und Diät zum Teil reversibel. Eine Insulingabe ist zunächst nicht notwendig.

Oft wird die Krankheit erst durch Auftreten von Spätschäden erkannt.

Folgende Komplikationen können auftreten:

- Hypoglykämie durch unzureichende Nahrungsaufnahme, vermehrte Bewegung oder zu hohe Insulindosen.
- Hyperglykämie bis hin zum diabetischen Koma durch Infekte, Medikamente, wie z. B. Kortison, zu niedrige Insulindosen, Bewegungsmangel oder Diätfehler, die einen erhöhten Insulinbedarf erforderlich machen.
- Diabetisches Koma (hyperglykämischer Schock, Coma diabeticum) als lebensbedrohlicher Zustand mit extrem hohen Blutzuckerwerten (700 mg/dl), der in einem Zusammenbruch des Stoffwechsels mit Bewusstseinstrübung mündet.
- Arterielle Gefäßschäden mit Komplikationen an Gehirn, Augen (diabetische Retinopathie, s. S. 24), Herz, Nieren (diabetische Nephropathie), Haut (diabetisches Fuß-Syndrom) und Nerven (diabetische Neuropathie).
- Erektionsstörungen bzw. Impotenz.

Durch gute Stoffwechselführung können die diabetischen Spätfolgen lange hinausgezögert werden.

Die Selbstkontrolle des Urins und des Blutzuckers dient der Therapiekontrolle sowie der Möglichkeit, eigenständige Korrekturen der Behandlung vorzunehmen.

1. Anatomie: Das Harnsystem

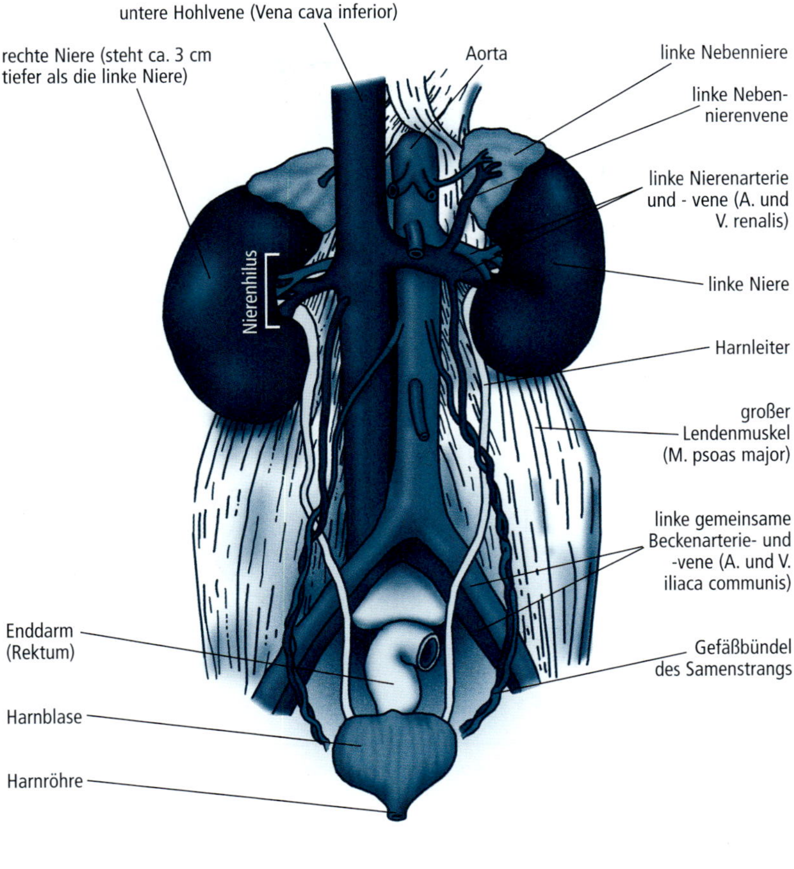

Das Harnsystem bestehend aus:
- *linker und rechter Niere*
- *linkem und rechtem Harnleiter*
- *Harnblase*
- *Harnröhre*

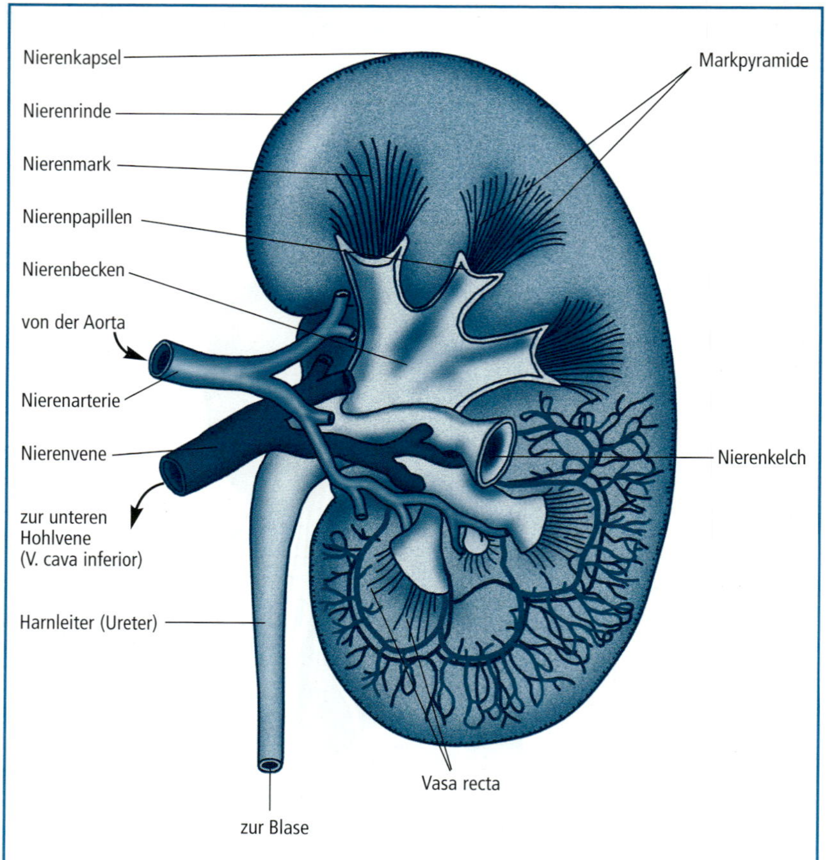

Längsschnitt durch eine Niere mit Aorta, als zuleitendes Gefäß, und V. cava inferior, als ableitendes Gefäß, sowie deren Bestandteile

- *Die **Nierenrinde**, die die **Nierenkörperchen** (Glomeruli) und die gewundenen Nierenkanälchen enthält (s. S. 149).*
- *Das **Nierenmark**, das die geraden Abschnitte der **Kanälchen** (Tubuli), die **Henle-Schleife** und die **Sammelrohre** enthält (s. S. 150).*
- *Die **Nierenpapillen**, die die konzentrierte Flüssigkeit in die **Nierenkelche** abgibt.*
- *Das **Nierenbecken**, über das der Harn in den **Harnleiter** gelangt, der zur Harnblase führt.*

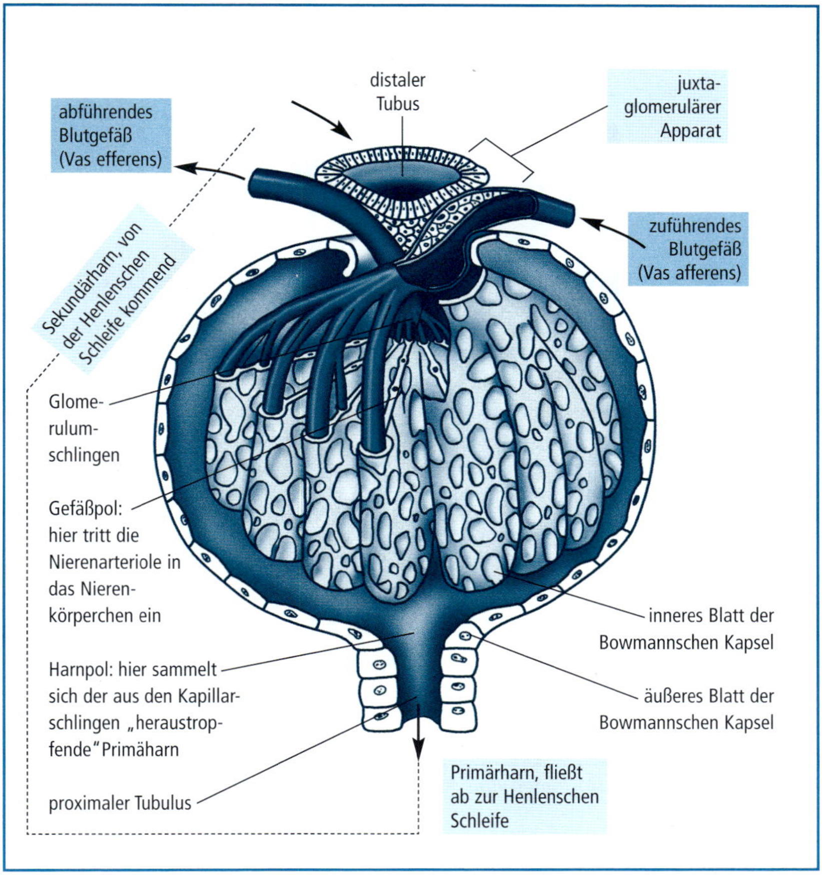

Das Glomerulum (Nierenkörperchen)

- Von der Nierenarterie fließt das Blut in das Glomerulum, dem Nierenkörperchen.
- Flüssigkeit wird dabei durch die Kapillaren des Glomerulums gepresst und von einer Kapsel (Bowman-Kapsel) aufgefangen. Es entsteht Primärharn.

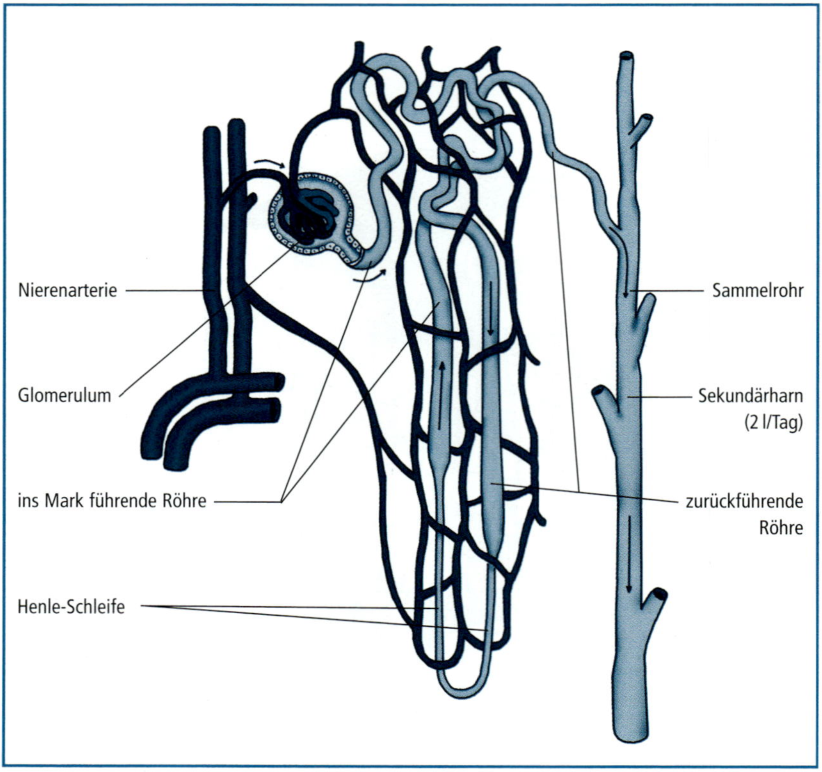

Nephron, bestehend aus Glomerulum, Röhrensystem und Sammelrohr

Die **Harnproduktion** findet im Nephron, der kleinsten funktionellen Einheit der Niere, statt:

- Dem Primärharn wird während der Passage durch der ins Mark führenden und zurückführenden Röhren Flüssigkeit und Elektrolyte entzogen, wodurch konzentrierter Sekundärharn entsteht.
- Der Sekundärharn sammelt sich in den Sammelrohren und wird über die Nierenpapille an die Nierenkelche und das Nierenbecken abgegeben und letztendlich in die Harnleiter weitergeleitet.
- Die Niere reguliert den Flüssigkeits- und Mineralhaushalt des Körpers und scheidet Stoffwechselendprodukte, wie z. B. Harnstoff, aus.
- Durch das Tubulussystem können Substanzen, wie z. B. Medikamente, Elektrolyte oder Harnsäure, in den Sekundärharn abgegeben werden (tubuläre Sekretion), aber auch Substanzen, wie z. B. Elektrolyte oder Glukose, herausgenommen werden (Resorption).

2. Hyperurikämie

Krankheitsbild

Störung im Purinstoffwechsel, mit der Folge einer erhöhten Harnsäurekonzentration im Blut aufgrund einer Überproduktion oder einer verminderten Ausscheidung von Harnsäure. Purine sind Bestandteile der Nukleinsäuren, bei deren Stoffwechsel vor allem das Endprodukt Harnsäure entsteht.

Ursachen:
- **Primäre Hyperurikämie:** häufig erblich bedingte Störung im Purinstoffwechsel mit Harnsäureerhöhung im Serum
- **Sekundäre Hyperurikämie durch:**
  - vermehrte Harnsäurebildung, wie z. B. durch vermehrten Zelluntergang aufgrund von Zytostatika, bei Leukämie, bei Tumoren,
  - verminderte Harnsäureausscheidung über die Nieren, wie z. B. bei Nierenerkrankungen, Nulldiät oder bestimmten Medikamenten.

Symptome
- Eine Hyperurikämie verursacht erst dann Beschwerden, wenn es zu Ablagerungen der Harnsäurekristalle in den Gelenken und folglich zu einem Gichtanfall kommt (s. S. 153).

Pflege
- Purinreduzierte Diät mit z. B. Milch, Eier, Weißbrot, Kartoffeln, Reis, Früchte verabreichen.
- Purinreiche Nahrungsmittel, wie z. B. Innereien, Wild, Sardinen, Fleischextrakte, Hülsenfrüchte, Kohl, Forellen, Karpfen meiden.
- Gekochtes Fleisch dem gebratenen Fleisch vorziehen. Die gewonnene Kochflüssigkeit aufgrund des Puringehalts verwerfen.
- Mindestens drei Liter Flüssigkeit einnehmen.
- Alkohol meiden, weil dadurch die renale Harnsäureausscheidung verringert wird.
- Kaffee meiden.
- Gewicht langsam reduzieren.
- Urikopathie (s.S. 152)

Therapie und Behandlung nach AVO (ärztlicher Verordnung)
- Bei einer Harnsäurekonzentration von mehr als 9 mg/dl oder symptomatischer Hyperurikämie (Gicht) mit Gichtmitteln therapieren.

! Die Hyperurikämie kann zu Gelenkbeschwerden und Nierenschäden führen.

3. Urikopathie (Gicht)

Krankheitsbild

Klinische Manifestationsform der Hyperurikämie. Bei erhöhter Harnsäurekonzentration fallen Urate (Harnsäurekristalle) aus, die sich in den Gelenken ablagern und dort zur typischen Entzündungsreaktion im Rahmen einer Urikopathie bzw. eines Gichtanfalls führen.

Gicht als metabolisches Syndrom tritt gleichzeitig auf mit
- Übergewicht,
- Fettstoffwechselstörungen,
- Diabetes mellitus,
- Hypertonie.

Formen:
- **Primäre Gicht:**
  - Ca. 95 % der Männer sind betroffen.
  - genetische Disposition
  - Ausbruch der Krankheit ist von der Ernährung abhängig.
- **Sekundäre Gicht:**
  - Folge eines erhöhten Zelluntergangs, wie z. B. bei einer Leukämie.

Symptome
- nach Feierlichkeiten mit reichlichem Genuss von Alkohol und purinhaltigen Speisen
- nächtlich einsetzender, akuter Gichtanfall mit
  - Überwärmung eines Gelenks (Arthritis urica), anfangs nur am Großzehengrundgelenk (Podagra)
  - Schwellung
  - Rötung
  - Schmerzen bei leichten Berührungen oder Erschütterungen
- evtl. Fieber
- im weiteren Verlauf akute Gichtanfälle und symptomfreie Intervalle

Pflege
- Purinreduzierte Diät, wie z. B. Milch, Eier, Weißbrot, Kartoffeln, Reis, Früchte verabreichen.
- Purinreiche Nahrungsmittel, wie z. B. Innereien, Wild, Sardinen, Fleischextrakte, Hülsenfrüchte, Kohl, Forellen, Karpfen meiden.
- Gekochtes Fleisch dem gebratenen Fleisch vorziehen. Die gewonnene Kochflüssigkeit aufgrund des Puringehalts verwerfen.
- Bei streng purinarmer Kost muss der Verzehr von Fleischprodukten auf Portionen von 125 g zweimal wöchentlich reduziert werden.

- Ballaststoffreiche Nahrungsmittel, wie z. B. Vollkornprodukte, Salate, Gemüse bevorzugen.
- Mindestens 3 Liter Flüssigkeit einnehmen.
- Alkohol meiden, weil dadurch die renale Harnsäureausscheidung verringert wird.
- Gewicht langsam reduzieren.
- Kühlende Alkoholumschläge anlegen.
- Betroffenes Gelenk ruhigstellen.
- Druckausübung vermeiden, Bettbogen einsetzen.
- Körperliche Anstrengung und Unterkühlung vermeiden.
- Patient beobachten:
  - Haut,
  - Urin: pH von 5–7,
  - Vitalzeichen, wie z. B. Puls, Blutdruck und Temperatur.

Therapie und Behandlung nach AVO (ärztlicher Verordnung)

- **Im akuten Gichtanfall:**
  - Antiphlogistika und Analgetika, wie z. B. Colchizin, Indometazin oder Diclofenac verabreichen.
  - Glukokortikoide intraarticulär geben.
- **Im symptomfreien Intervall:**
  - Zur Hemmung der Harnsäure Allopurinol verabreichen.
  - Urin alkalisieren.

! Ohne Therapie führt die Erkrankung durch die häufigen Entzündungsreize zu Gelenkdeformierungen und knotenförmigen Ablagerungen von Harnsäurekristallen in Weichteilen nahe der Gelenkoberfläche (Gichttophi).

Gichttophi finden sich besonders an Finger- und Zehengelenken sowie im Bereich des Ohrknorpels.

In der Folge kann es zur Gichtnephropathie (Gichtniere) durch Uratablagerungen im Nierenmark mit weiteren Komplikationen kommen:

- Pyelonephritis (s. S. 156),
- chronisches Niereninsuffizienz (s. S. 163),
- Nephrolithiasis (s. S. 154).

Außer bei Schädigung der Nieren ist die Prognose von der Nierenerkrankung abhängig, sonst ist die Prognose gut.

Patient über das Krankheitsbild informieren und Compliance erreichen.

4. Nephrolithiasis (Urolithiasis, Nierensteinleiden, -krankheit)

Krankheitsbild

Steinbildung in den Nieren oder ableitenden Harnwegen, verbunden mit Nierenkoliken, wenn der Stein eingeklemmt ist. Mineralsalze setzen sich bei einem bestimmten Säuregehalt des Urins als feine Kristalle ab und lagern sich schließlich zu größeren Steinen zusammen, die manchmal das gesamte Nierenbecken ausfüllen (Ausgussstein).

- Ca. 5 % der mitteleuropäischen Bevölkerung ist von Nierensteinen betroffen.
- Männer sind häufiger betroffen als Frauen.
- Ca. 80 % der Patienten leiden unter Harnsteinen bestehend aus Kalksalzen wie Kalziumoxalat, -karbonat oder -phosphat.
- Ca. 15–20 % der Patienten leiden unter Harnsäuresteinen (Uratsteine).

Ursachen:
- Ausfällung von Salzen, die normalerweise im Urin gelöst sind
- Entzündungen der Niere und der ableitenden Harnwege
- angeborene oder erworbene Harnabflussstörungen, wie z. B. Harnröhren- oder Harnleiterenge
- Stoffwechselstörungen, wie z. B. Gicht, Diabetes mellitus
- Überfunktion der Nebenschilddrüse
- übermäßiger Genuss von Nahrungsmitteln, die viel Oxalsäure oder Purine enthalten, wie z. B. Spinat, Nüsse, Kakao oder Rhabarber

Symptome
- heftige, krampfartige Schmerzen, die wellenförmig wiederkehren (Nierenkolik)
- Ausstrahlung der Schmerzen
  - in den Rücken bei eingeklemmtem Stein im Nierenbecken oder im oberen Bereich des Harnleiters,
  - in den Hoden oder die Schamlippen bei tief gelegenen Harnleitersteinen.
- Übelkeit
- Erbrechen
- gesteigerter Harndrang
- Dysurie
- Harnentleerungsstörungen
- Makrohämaturie

Pflege
- Vor allem spät abends und nachts 3–4 l Flüssigkeit trinken.
- Körperlich bewegen, hüpfen.

- Lokal Wärme anlegen.
- Patient beobachten:
  - Urin: Farbe, Menge, pH-Wert,
  - Vitalzeichen, wie z. B. Temperatur.
- Je nach Zusammensetzung des Steins (s. u.) Diät einhalten.

Therapie und Behandlung nach AVO (ärztlicher Verordnung)
- Analgetika in Kombination mit Spasmolytika verabreichen.
- Harnwegsinfektion mit Antibiotika therapieren.
- Eingeklemmte Steine im unteren Harnleiter über das Ureteroskop mittels spezieller Zange oder Schlinge entfernen.
- Steine im oberen Harnleiter über das Ureteroskop in das Nierenbecken zurückschieben und mittels extrakorporalen Stoßwellenlithotripsie in zahlreiche kleine Steinfragmente zertrümmern.

! **Folgende Komplikationen können auftreten:**
- Ein Nierenbeckenausgussstein, der unter Umständen keine Symptome verursacht, kann durch ständigen Reiz auf die Nierenschleimhaut zu Nierenbeckenentzündungen und zum Rückstau von Urin ins Nierenbecken mit Druckschädigung des Nierenkelchsystems (Hydronephrose) führen.
- Bakterielle Infektionen der Niere mit Gefahr einer lebensbedrohlichen Sepsis.
- Harnleiterverengung durch Narbenbildung.

Rezidivprophylaxe durchführen:
- Mehr als 2 l Flüssigkeit über den ganzen Tag verteilt trinken.
- Bei kalziumhaltigen Steinen Milch und Milchprodukte, schwarzen Tee, Kakao, Schokolade, Spinat, Rhabarber und Mineralwasser über 50 mg/l Kalziumgehalt meiden.
- Bei harnsäurehaltigen Steinen Fleisch und Innereien meiden.
- Sich ausreichend bewegen.
- Körpergewicht normalisieren.
- Urin je nach Steinart ansäuern oder alkalisieren.
- Ph-Wert des Urins mit Teststreifen regelmäßig kontrollieren.
- Harnwegsinfektion behandeln.

5. Pyelonephritis (Nieren- und Nierenbeckenentzündung)

Krankheitsbild

Durch Bakterien verursachte akute oder chronische Entzündung des Nierenbeckens (Pyelitis) mit Beteiligung des Nierenparenchyms (Nephritis).

Formen:
- **Primäre Pyelonephritis:** Die Erreger gelangen auf dem Blut- oder Lymphweg ins Nierenbecken.
- **Sekundäre Pyelonephritis:** Die Erreger gelangen über die Harnwege ins Nierenbecken.

Ursachen:
- Harnabflussstörungen, wie z. B. durch Harnsteine, Blasen- oder Nierentumoren, Vergrößerung der Prostata oder angeborene Fehlbildungen
- urologische Untersuchungen oder Operationen
- gynäkologische Erkrankungen und Operationen
- Stoffwechselstörungen, wie z. B. Diabetes mellitus
- Gicht
- Analgetikaabusus

Symptome

- **Akute Pyelonephritis:**
  - ein- oder beidseitige Schmerzen in der Flankengegend
  - klopfabhängige, schmerzhafte Nierenlager, die häufig in die Leiste ziehen
  - Fieber, evtl. mit Schüttelfrost
  - Übelkeit
  - Erbrechen
  - beeinträchtigtes Allgemeinbefinden
  - Schmerzen oder Brennen beim Wasserlassen
  - Pollakisurie
  - trüber Urin durch Beimengungen von Bakterien und weißen Blutkörperchen
  - roter Urin durch Blutbeimengungen
- **Chronische Pyelonephritis:**
  - ausgeprägte Krankheitssymptome meist nur während der immer wiederkehrenden akuten Schüben
  - unspezifische Beschwerden, wie z. B.
    - Abgeschlagenheit
    - Appetitlosigkeit

- Kopfschmerzen
- Übelkeit
- Bakterieurie, Leukocyturie, Hämaturie, Proteinurie
- Gelegentlich schlecht lokalisierbare dumpfe Schmerzen, die häufig als Rückenschmerzen fehl gedeutet werden.

Pflege

- **Akute Pyelonephrititis:**
  - Strenge Bettruhe einhalten.
  - Krankenhausaufenthalt organisieren.
  - Ca. 3 l Flüssigkeit trinken.
  - Bei Harnstauungsniere die Flüssigkeit nach außen ableiten (Nephrostomie).
- **Chronische Pyelonephritis:**
  - Risikofaktoren reduzieren, um den ungestörten Harnabfluss zu gewährleisten.
  - Ca. 2 l Flüssigkeit trinken, um die Harnproduktion anzuregen und die Krankheitskeime auszuscheiden.

Therapie und Behandlung nach AVO (ärztlicher Verordnung)

- **Akute Pyelonephritis:**
  - Intravenöse Antibiotikatherapie für mindestens 7 Tage durchführen.
  - Analgetika, Spasmolytika, Antipyretika verabreichen.
  - Grunderkrankung therapieren.
  - Bei abszedierender Pyelonephritis die betroffene Niere sofort operativ entfernen.
- **Chronische Pyelonephritis:**
  - Langzeittherapie mit Antibiotika durchführen.
  - Evtl. die Niere operativ entfernen, die für die rezidivierenden Harnwegsinfekte und die Hypertonie verantwortlich ist.

! Als Komplikation kann sich eine akute Pyelonephritis durch Keimeinschwemmung in die Blutbahn in eine lebensbedrohliche Urosepsis (septisches Harnfieber) entwickeln, die zu einem Endotoxinschock und zum Tode führen kann.

Wird die Diagnose einer chronischen Pyelonephritis zu spät gestellt, nimmt die Nierenfunktion zunehmend ab bis sich eine Schrumpfniere mit unheilbarem Nierenversagen entwickelt sowie eine Hypertonie.

6. Glomerulonephritis

Krankheitsbild

Beidseitige Entzündung der Nieren mit primärer Schädigung der Glomeruli (Nierenkörperchen). Wegen dieser Schädigung der Filtermembran werden Eiweiß und Blut im Harn ausgeschieden.

Ursachen:
- ungeklärt
- Verschiedene zugrunde liegende Mechanismen, bei denen immer das Immunsystem beteiligt ist, wie z. B.:
  - Immunkomplexe (gegen Bakterienantigene gebildete Antikörper), die z. B. nach einer Streptokokkenangina entstehen, an den Glomeruli hängen bleiben und zu einer Entzündungsreaktion führen.
  - Autoantikörper, die gegen die Strukturen der Glomeruli selbst gebildet werden.
  - aktivierte T-Zellen
  - Komplement

! Es gibt verschiedene Glomerulonephritiden, die sich diesen Mechanismen unterordnen lassen, aber im Einzelnen sehr unterschiedlich verlaufen, sich in ihrer Prognose unterschiedlich verhalten und unterschiedliche mikroskopische Veränderungen aufzeigen. Sie müssen alle unterschiedlich therapiert werden.

Symptome

Ungefähr ein bis vier Wochen nach der Infektion beginnend mit:
- starkem Krankheitsgefühl,
- Müdigkeit,
- Kopfschmerzen,
- subfebrile Temperaturen bis hohes Fieber,
- Rückenschmerzen,
- dumpfes Schmerzgefühl in beiden Nieren,
- Ödeme im Gesicht, besonders um die Augen,
- Lungenödem,
- Hämaturie,
- Proteinurie,
- Oligurie,
- Hypertonie,
- Symptome einer chronischen Niereninsuffizienz (s. S. 163).

Pflege

- Bettruhe einhalten.

- Körperlich schonen.
- Bei der Köperpflege unterstützen.
- Patient beobachten:
  - Allgemeinbefinden,
  - Urin,
  - Vitalzeichen, wie z. B. Puls, Blutdruck, Temperatur und Bewusstsein.
- Gewicht kontrollieren.
- Flüssigkeitsbilanzierungsbogen anlegen.
- Kochsalzarme Diät einhalten.
- Bei erhöhtem Kreatininwert Eiweißzufuhr reduzieren.
- Kaliumhaltige Nahrungsmittel, wie z. B. Bananen bei erhöhtem Serumkalium meiden.

! Maßnahmen zur Thrombo-Embolie-Prophylaxe durchführen (s. S. 208).
Maßnahmen zur Pneumonieprophylaxe durchführen (s. S. 205).
Maßnahmen zur Dekubitusprophylaxe durchführen (s. S. 206).
Maßnahmen zur Kontrakturenprophylaxe durchführen (s. S. 207).

Therapie und Behandlung

- Es ist keine spezifische Therapie möglich.
- Grunderkrankung therapieren.
- Antihypertonika verabreichen.
- Kortikoide oder Immunsuppressiva verabreichen.
- Nierenschädigende Medikamente unbedingt vermeiden.
- Bei Nierenversagen Kurzzeitdialyse durchführen.
- Blutwerte, v. a. Kreatinin, Harnstoff und Elektrolyte kontrollieren.

! Eine akute Glomerulonephritis
- verläuft kurz und heftig,
- kann durch die eingeschränkte Nierenfunktion in eine akute Niereninsuffizienz (s. S. 160) übergehen,
- hat bei 65 % der Patienten eine gute Prognose, wobei eine Mikrohämaturie weiter vorhanden sein kann.

Eine chronische Glomerulonephritis
- wird oft zufällig während einer Urinuntersuchung oder durch ein pseudoakutes Nierenversagen entdeckt.
- verläuft langsam bzw. schleichend.
- hat eine schlechte Prognose, die meistens mit einer Dialysierung oder Transplantation endet.

Nach dem Krankenhausaufenthalt nur leichte körperliche Tätigkeiten durchführen.

7. Akute Niereninsuffizienz (Akutes Nierenversagen, ANV)

Krankheitsbild

Plötzlicher Funktionsausfall der Nieren aufgrund verminderter Durchblutung bei zuvor Nierengesunden.

Formen:

- **Prärenales akutes Nierenversagen:**
  - Verminderte Durchblutung (zirkulatorisch-ischämische Störung) der Nieren, wie z. B. bei Schock oder Dehydratation
  - Ca. 80 % sind davon betroffen.
- **(Intra-)renales akutes Nierenversagen:**
  - Durch körpereigene oder von außen zugeführte Substanzen oder Entzündungen der Nieren kommt es zu einer toxischen Schädigung der Nierentubuli.
  - Ca. 15–20 % sind davon betroffen.
- **Postrenales akutes Nierenversagen:**
  - Akuter Harnverhalt mit Anurie durch eine Abflussstörung im Bereich der ableitenden Harnwege
  - Die Nierenfunktion wird erst sekundär beeinträchtigt.

Ursachen:

- **Prärenales akutes Nierenversagen:**
  - Schwere Infektionen, die mit einer Freisetzung von Bakteriengiften einhergehen und zu einer plötzlichen Minderdurchblutung der Niere führen.
  - starker Blutverlust, wie z. B. nach Unfällen (Schockniere)
  - Nierengefäßverschluss
  - Dehydratation
- **(Intra-)renales akutes Nierenversagen:**
  - Medikamente, wie z. B. Antibiotika, Barbiturate oder Zytostatika
  - Toxine
  - allergische Reaktion
  - Schwangerschaftserkrankungen
  - Infektionen
  - Glomerulonephritis (s. S. 158)
- **Postrenales akutes Nierenversagen:**
  - Harnleiterverschluss durch einen Harnstein
  - Harnleiterkompression
  - Vergrößerung der Prostata
  - Harnröhrenverengung

Symptome

- Oligurie, Anurie innerhalb von Stunden oder einigen Tagen
- rasche Ermüdbarkeit
- Übelkeit, Erbrechen
- Bewusstseinsstörungen
- entgleister Wasserhaushalt:
- Lungenödem mit Luftnot und Tachypnoe (fluid lung) sowie
  - Hirnödem,
  - Ödeme,
  - Unruhe,
  - Hypertonie,
  - Krampfanfälle,
  - Bewusstseinsstörung,
  - Koma.
- entgleister Elektrolythaushalt:
  - Hyperkaliämie,
  - Herzrhythmusstörungen,
  - metabolische Azidose.
  - vermehrt Kreatinin und Harnstoff im Blut sowie Urämietoxine

Pflege

- Auf die Intensivstation verlegen.
- Kreislauf und Blutdruck stabilisieren.
- Körperlich schonen.
- Bei der Körperpflege unterstützen.
- Patient beobachten:
  - Allgemeinbefinden,
  - Urin,
  - Vitalzeichen, wie z. B. Puls, Blutdruck, Temperatur und Bewusstsein.
- Gewicht kontrollieren.
- Flüssigkeitsbilanzierungsbogen anlegen.
- Bei erhöhtem Kreatininwert Eiweißzufuhr reduzieren.
- Kaliumhaltige Nahrungsmittel, wie z. B. Bananen, bei erhöhtem Serumkalium meiden.
- Blutwerte, v. a. Kreatinin, Harnstoff und Elektrolyte kontrollieren

! Maßnahmen zur Thrombo-Embolie-Prophylaxe durchführen (s. S. 208).
Maßnahmen zur Pneumonieprophylaxe durchführen (s. S. 205).
Maßnahmen zur Dekubitusprophylaxe durchführen (s. S. 206).
Maßnahmen zur Kontrakturenprophylaxe durchführen (s. S. 207).

Therapie und Behandlung nach AVO (ärztlicher Verordnung)

- Nierenschädigende Medikamente absetzen.
- Harnsteine entfernen.
- Diuretika verabreichen.
- Flüssigkeit und Elektrolyte substitutieren.
- Bei Infektionen Antibiotika verabreichen.
- Bei Bedarf Kurzzeitdialyse durchführen.

> **!** Die **Prognose** ist von der Schädigungsursache, Dauer der Schädigungseinwirkung und dem Alter des Patienten abhängig.
>
> Die Letalität ist von der Schwere der Grunderkrankung abhängig und liegt bei ca. 50 %.

Stadien, Dauer, Symptome der akuten Niereninsuffizienz (akutes Nierenversagen, ANV)

Stadium	Stadium I	Stadium II	Stadium III	Stadium IV
Phase	Schädigung	Oligo-/Anurie	Polyurie	Restitution
Dauer	Stunden bis Tage	1 bis max. 10 Wochen	Tage bis Wochen	1 bis 3 (max. 12) Monate
Symptome	• beginnende Oligo- bis Anurie • normale Urinkonzentration	• Oligo-/Anurie • keine Urinkonzentration	allmählicher Rückgang der Urämiesymptome	–
Komplikationen	–	• Überwässerung (Lungenödem) • Hyperkaliämie (Herzrhythmusstörungen) • metabolische Azidose • Urämie	Gefahr von • Exsikkose • Kalium- und Natriumverlust	–

8. Chronische Niereninsuffizienz (chronisches Nierenversagen)

Krankheitsbild

Langsam fortschreitende Nierenfunktionsstörung aufgrund zahlreicher Grunderkrankungen, die durch die Anhäufung harnpflichtiger Substanzen im Serum zum völligen Funktionsverlust des Nierengewebes mit terminaler Niereninsuffizienz, wie Urämie, Harnvergiftung und Dialysepflicht führt. Das mit der Nahrung aufgenommene Vitamin D kann die Niere nicht in ihre aktive Form umwandeln, wodurch im Darm zu wenig Kalzium aufgenommen wird und es zu Um- und Abbauprozesse des Knochensystems kommt (s. u).

Ursachen:
- In 12 % der Fälle ist keine erkennbare Ursache feststellbar.
- chronische Glomerulonephritis (s. S. 158)
- Diabetes mellitus mit der Folge einer diabetischen Nephropathie (diabetische Glomerulosklerose, auch als Morbus Kimmelstiel-Wilson bekannt)
- chronische Pyelonephritis
- Analgetika mit der Folge einer Analgetika-Nephropathie
- Hypertonie
- angeborene Zystenniere

Symptome
- **Nach einer langsam fortschreitenden Nierenschädigung:**
  - Leistungsknick
  - Unwohlsein
- **Mit zunehmender Zerstörung des Nierengewebes:**
  - Ödembildung
  - Atem- und Herzbeschwerden
  - Herzrhythmusstörungen
  - Herzbeutelentzündungen
  - Hypertonie
  - Übelkeit, Erbrechen
  - Geschmacksstörungen
  - Juckreiz
  - bräunlich-gelbe Verfärbung der Haut
  - Osteomalazie
  - erhöhte Infektanfälligkeit
  - Anämie
  - Konzentrationsstörungen
  - Kopfschmerzen

- **Im Endstadium: Symptome einer Urämie:**
  - Verwirrtheit
  - Krampfanfälle
  - Bewusstlosigkeit und Koma

Pflege

- Über eine geregelte und schonende Lebensweise informieren.
- Über Diätvorschriften informieren.
- Patient beobachten:
  - Allgemeinbefinden, psychisches Wohlbefinden,
  - Urin,
  - Urämiesymptome,
  - Vitalzeichen, wie z. B. Puls, Blutdruck, Atmung und Temperatur,
  - beginnende Infekte,
  - Überdosierungserscheinungen ausgeschiedener Medikamente.
- Gewicht kontrollieren.
- Flüssigkeitsbilanzierungsbogen anlegen.
- Bei erhöhtem Kreatininwert Eiweißzufuhr reduzieren.
- Bei erhöhtem Serumkalium, kaliumhaltige Nahrungsmittel, wie z. B. Bananen, meiden.
- Phosphatarme, aber kalziumreiche Kost einnehmen.

Therapie und Behandlung nach AVO (ärztlicher Verordnung)

- Begleiterkrankungen und auslösende Ursachen, wie z. B. Infektionen konsequent therapieren.
- Symptome therapieren.
- Hormon- und Elektrolyte substituieren.
- Hypertonie mit ACE-Hemmern oder Diuretika therapieren.
- Hyperlipidämie mit Anticholesterinika therapieren.
- Harnwegsinfektion mit Antibiotika therapieren.
- Renale Anämie mit gentechnisch hergestelltem Erythropoetin therapieren.
- Bei Überfunktion der Nebenschilddrüsen Dihydroxycholecalciferol oder Kalzium verabreichen.
- Bei Hyperkaliämie Ionenaustauscher verabreichen.
- Auf die Dialyse vorbereiten und eine Ciminofistel oder einen Peritonealkatheter einige Wochen vor Dialysebeginn anlegen.
- Evtl. Nierentransplantation durchführen.
- Elektrolyte in Serum und Urin engmaschig kontrollieren.
- Blutwerte, wie z. B. Kreatinin, Harnstoff und Elektrolyte kontrollieren.

! Bei erfolgreicher Therapie der Urämiesymptome im Stadium III ist ein Übergang in Stadium II möglich.

Die Hypertonie folgt aufgrund der erhöhten Natrium- und Wasserretention.

Medikamente nur nach strenger Indikation einnehmen, um toxische Nebenwirkungen durch Anreicherung der Medikamente und verminderter Ausscheidung vorzubeugen.

Beipackzettel der eingenommenen Medikamente lesen, Arzt konsultieren.

Unterarmvenen für eine spätere Shuntanlage schonen.

Die **Prognose** ist schlecht.

Stadien der chronischen Niereninsuffizienz (Chronisches Nierenversagen)	
Stadium I, volle Kompensation:	• eingeschränkte Kreatinin-Clearance • keine klinischen Symptome
Stadium II, kompensierte Retention:	• erhöhte Kreatinin- und Harnstoffwerte im Serum • klinische Symptome erst bei Auftreten einer Anämie • rascher Übergang in Stadium III bei einer Infektion oder verminderter Flüssigkeitszufuhr
Stadium III, dekompensierte Retention:	• Hyperkaliämie • Symptome einer Urämie (s. S. 200)
Stadium IV, terminale Niereninsuffizienz:	• irreversibles Nierenversagen • Dialysepflicht • evtl. Transplantation

1. Anatomie: Das Nervensystem

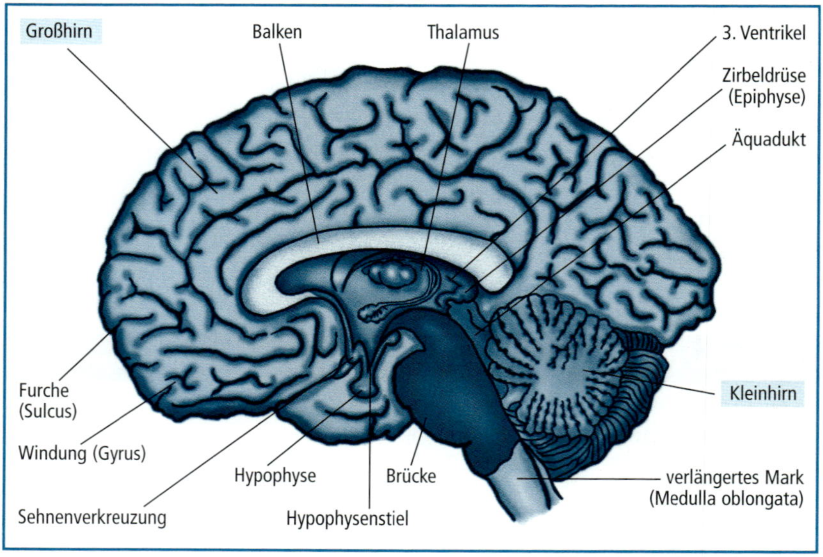

Großhirn und Kleinhirn

Das **Großhirn** mit Sitz des Bewusstseins, Verstandes und Gedächtnisses

- liegt direkt unter der knöchernen Schädelkalotte und umrahmt das Zwischenhirn sowie das Mittelhirn,
- ist durch die Längsfurche in die rechte und die linke Hemisphäre unterteilt, jedoch in der Tiefe durch den Balken miteinander verbunden,
- ist insgesamt in vier Großhirnlappen (Lobus, Lobi) aufgeteilt,
- weist Rindenfelder, das sind Neuronen (Nervenzellen) mit ähnlichen Funktionen auf (graue Substanz) sowie Kerne (Nuclei), das sind Nervenfaserbündel, welche die Hirnabschnitte miteinander verbinden (weiße Substanz).

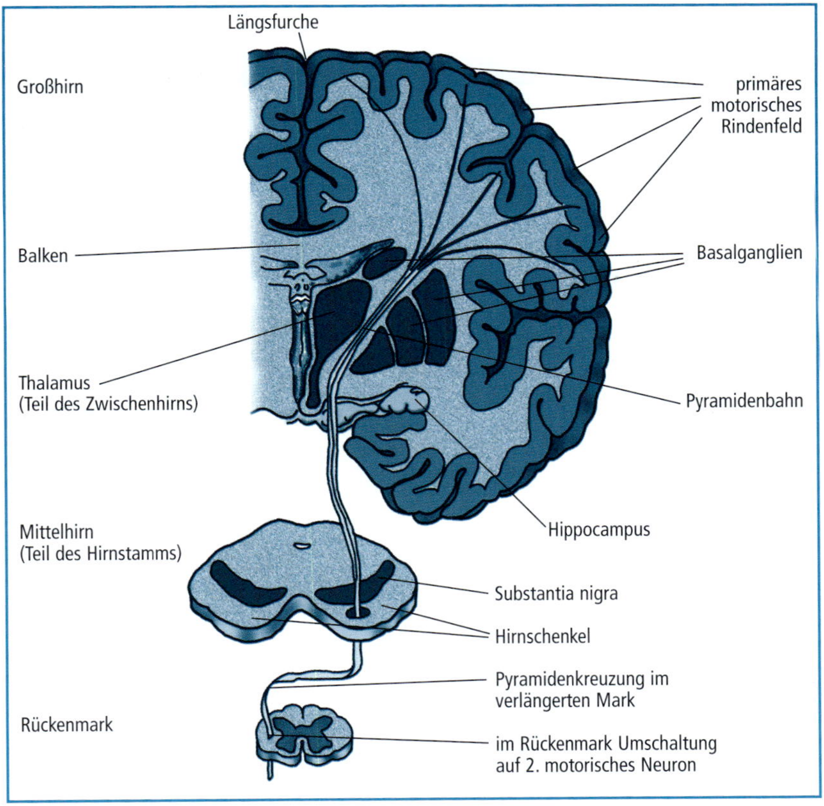

Pyramidenbahn

Die **Pyramidenbahn** verläuft von dem primär motorischen Rindenfeld über das Zwischenhirn und den Hirnstamm auf die Gegenseite des zweiten motorischen Neurons im Rückenmark. Über die Pyramidenbahn werden die bewussten, willkürlichen Bewegungen gesteuert.

Das **Zwischenhirn**, enthält überwiegend Zentren für Emotionen, Oberflächensensibilität, die Seh-, Hör- und Riechbahn und
- ist Schaltstelle zwischen Großhirn und Hirnstamm,
- besteht aus Thalamus und Hypothalamus, der über den Hypophysenstiel mit der Hypophyse (Hirnanhangdrüse) verbunden ist.

Der **Hirnstamm** besteht aus Mittelhirn, Brücke und verlängertem Mark.
Die **Nervenzelle** (s. S. 201).

2. Herpes zoster (Zoster, Gürtelrose)

Krankheitsbild

Virale Hauterkrankung mit meist gürtelförmiger Ausbreitung, ausgelöst durch das Varicella-Zoster-Virus. Nach einer durchgemachten Windpockenerkrankung verbleiben die Viren in den Spinalganglien nahe dem Rückenmark. Im Alter können diese Viren reaktiviert werden und wandern über die Nervenbahnen zu dem, von diesem Spinalganglion sensibel versorgten, Hautgebiet, das von der Wirbelsäule gürtelförmig nach vorne bis zur Mittellinie reicht (unilateral erkennbar). Ein anderer häufiger Manifestationsort sind die Versorgungsgebiete des N. trigeminus (Gehirnnerv V) im Gesicht.

Vorkommen: überwiegend bei älteren Menschen

Ursachen:
- Varicella-Zoster-Virus, das zu den Herpes-Viren zählt.
- Abwehrschwäche
- außergewöhnlicher psychischer und körperlicher Stress
- Tumorerkrankung

Symptome
- allgemeines Krankheitsgefühl
- evtl. Fieber
- heftige, brennende Schmerzen im betroffenen Hautgebiet, meistens im Bereich des Brustkorbs, selten im Bereich des Bauches und der Hüfte
- Gruppiert stehende, kleine Hautbläschen auf gerötetem Grund, die aufplatzen und zu Krusten und Erosionen führen.

Pflege
- Die betoffenen Hautgebiete
  - nicht waschen, sondern trocken halten,
  - lokal mit austrocknenden, desinfizierenden und antiphlogistischen Mitteln, wie z. B. Zinksalbe, Pyoctamin- oder Kaliumpermanganat nach AVO behandeln.
- Lokaltherapie am Abend zur Förderung einer erholsamen Nachtruhe wiederholen.
- Infektionsgefährdete Hautgebiete z. B. dünn mit Puder schützen.
- Bei Superinfektion antibiotikahaltige Präparate nach AVO einsetzen.
- Nur leichte, möglichst luftdurchlässige Verbände anlegen.
- Bettruhe einhalten, körperlich schonen.
- Schmerzen physikalisch durch Wärmezufuhr lindern.
- Beim Waschen desinfizierende Waschzusätze benutzen.

- Patient beobachten:
  - Allgemeinbefinden,
  - Haut,
  - Beteiligung motorischer Nerven,
  - Vitalzeichen, wie z. B. Temperatur.

Therapie und Behandlung nach AVO (ärztlicher Verordnung)

- Schmerzbetäubende, austrocknende Lösungen oder Puder anwenden.
- Rechtzeitige orale Gabe von Aciclovir verabreichen.
- Bei Abwehrschwäche Aciclovir i. v. verabreichen.
- Bei Zoster ophthalmicus Virustatika als Augengel oder -salbe verabreichen.
- Bei starken Schmerzen Analgetika und Sedativa verabreichen.

! Als Folge eines Herpes zoster können folgende **Komplikationen** auftreten:

- Zoster ophthalmicus mit Schäden an Horn- und Regenbogenhaut und dauerhaften Sehstörungen, wenn der N. ophthalmicus betroffen ist.
- Zoster opticus mit Taubheit und Facialisparese,
- postzosterische Neuralgie mit einschießenden, brennenden Schmerzen,
- Zoster generalisatus mit einer exanthemartigen Ausbreitung der Hauterscheinungen, Beteiligung innerer Organe oder einer ZNS Beteiligung, wie z. B. Encephalitis oder Meningitis, wenn der Kopfbereich betroffen ist.

Da der Bläscheninhalt infektiös ist, soll der Patient Kontakt zu Kindern ohne Immunität und abwehrgeschwächten Menschen meiden.

Nach Kontakt mit dem infizierten Hautgebiet oder kontaminierter Kleidung, die Hände sofort waschen.

Pflegepersonen müssen

- unbedingt die Hände desinfizieren,
- beim Waschen der erkrankten Person Handschuhe tragen.

Die **Prognose** ist meistens gut.

3. Apoplexie (apoplektischer Insult, Schlaganfall, Hirnschlag, Stroke)

Krankheitsbild

Akute Durchblutungsstörung der hirnversorgenden Arterien oder der Hirngefäße (z. B. Arteria cerebri) mit neurologischen Ausfällen, je nach Art und Ausmaß des oder der geschädigten Gefäße. Ein „rechtshirniger" Schlaganfall führt zur Lähmung und zu Gefühlsstörungen der linken Körperhälfte und umgekehrt.

- sehr häufige Erkrankung
- Nach dem Herzinfarkt und den bösartigen Tumoren die dritthäufigste Todesursache
- Ca. ein Drittel der Patienten sterben innerhalb des ersten Jahres.
- Von den Überlebenden sind ca. 30 % dauernd pflegebedürftig.

Ursachen:
- Hirninfarkt mit Sauerstoffnot und daraus resultierender, verminderter Blutversorgung durch Arteriosklerose oder Embolie.
- Intrazerebrale Blutung aufgrund einer geplatzten Hirnarterie
- entzündliche Gefäßerkrankungen

Hauptrisikofaktoren:
- Hypertonie (s. S. 36)
- Hyperlipidämie (s. S. 32)
- Fettstoffwechselstörungen
- Adipositas
- Nikotinabusus
- Alkoholabusus
- Diabetes mellitus
- Einnahme von Antikoagulanzien
- Arteriosklerose der Hirngefäße
- Hirnarterienaneurysma

Symptome

Anfangssymptome:	– heftigste Kopfschmerzen – Bewusstseinsstörungen bis zur Bewusstlosigkeit
Arteria-cerebri-media-Syndrom:	– Halbseitenlähmung mit Sensibilitätsstörungen, arm- und gesichtsbetont – beidseitige Gesichtsfeldeinschränkungen zur mehr betroffenen Seite hin ▷

Arteria-cerebri-media-Syndrom:	– zunächst schlaffe Parese, erkenntlich im Gesicht, z. B. hängendem Mundwinkel – später spastische Lähmung
Dominante Hirnhälfte ist betroffen:	– Kommunikationsstörungen, da das Sprachzentrum betroffen ist – Körperschemastörungen – Rechts-Links-Störungen
Nicht dominante Hirnhälfte ist betroffen:	– Apraxie – Wahrnehmungsstörungen
Pyramidenbahn ist betroffen:	– Harn- und Stuhlentleerungsstörungen – Schluckstörungen
Arteria-basilaris-Thrombose-Syndrom:	– Hirnnervenausfälle mit • Koordinationsstörungen, • Schwindel, • Übelkeit, • Tetraparese, • Bulbärparalyse.
Untere Kleinhirnarterie ist betroffen:	– Gangstörungen – Gleichgewichtsstörungen mit • Fallneigung, • Schwindel, • Augenzittern. – Störung des Schmerz- und Temperaturempfindens – stockende Sprache

Pflege

In der Akutsituation:

- Sofort in ein Krankenhaus mit einer Stroke Unit einliefern.
- Hektik vermeiden.
- 2–4 Liter Sauerstoff in den ersten 24 Stunden verabreichen.
- Oberkörper in 30°-Stellung bewegen, Kopf dabei in Mittelstellung halten.
- Flüssigkeit zuführen, bei Bedarf parenteral ernähren.
- Flüssigkeitsbilanzierungsbogen anlegen.
- Patient beobachten:
  - Vitalzeichen, wie z. B. Atmung, Puls, Blutdruck, Blutzucker, Bewusstsein und Körpertemperatur,
  - Allgemeinbefinden,

- Psyche,
- Bewegung,
- Ausscheidung,
- vegetative Symptome,
- Haut,
- Nebenwirkungen der verabreichten Medikamente.

Nach der Akutsituation, nach Stabilisierung des Gesundheitszustandes:

- Auf eine Normalstation oder eine spezielle Rehabilitationseinrichtung verlegen.
- 24-h-Konzept nach Bobath durchführen.
- Psychosoziale Beratung, Selbsthilfegruppen, Angebote von Beratung, Kursen, Ferienangeboten und Kontakte vermitteln.

!
Maßnahmen zur Kontrakturenprophylaxe durchführen (s. S. 207).
Maßnahmen zur Dekubitusprophylaxe durchführen (s. S. 206).
Maßnahmen zur Thrombo-Embolie-Prophylaxe durchführen (s. S. 208).
Maßnahmen zur Pneumonieprophylaxe durchführen (s. S. 205).
Maßnahmen zur Harnwegsinfektionsprophylaxe durchführen (s. S. 210).
Maßnahmen zur Obstipationsprophylaxe durchführen (s. S. 209).
Maßnahmen zur Aspirationsprophylaxe durchführen (s. S. 209).

Therapie und Behandlung nach AVO (ärztlicher Verordnung)

- Bei Hirnblutung, evtl. neurochirurgische Operation durchführen.
- Bei Verschluss eines großen Hirngefäßes durch einen Thrombus Lysetherapie durchführen.
- Medikamentöse Therapie zur Verbesserung der Blutfließeigenschaften durchführen.
- Antikoagulanzien verabreichen.
- Bei einer Stenose der Arteria carotis eine operative Korrektur durchführen.
- Physiotherapie zur Wiederherstellung von Beweglichkeit und Koordination einleiten.
- Logopäde konsultieren.
- Ergotherapie einleiten.

! TIA (Transitorisch ischämische Attacke): Vorbote eines drohenden vollständigen Gefäßverschlusses. Die neurologischen Symptome bilden sich innerhalb von 24 Stunden wieder vollständig zurück.

PRIND (Prolongiertes reversibles ischämisches neurologisches Defizit): Länger als 24 Stunden anhaltende Symptome, die sich innerhalb einiger Tage vollständig zurückbilden.

Ausmaß und Art der Störungen hängen von dem befallenen Hirnareal, den noch vorhandenen intakten Gefäßen und der begleitenden Hirnschwellung ab.

Zur Verhinderung von schweren Folgeschäden frühzeitig und konsequent rehabilitative Maßnahmen durchführen.

Ziel aller rehabilitativen Maßnahmen ist die größtmögliche Wiederherstellung der Selbstständigkeit.

Adäquate Versorgung mit Hilfsmitteln, wie z. B. Rollstuhl, Anziehhilfen und Esshilfen ermöglichen.

Wohnung, Arbeitsplatz und Fahrzeug behindertengerecht umbauen.

Risikofaktoren optimal behandeln bzw. ausschalten.

Die häufigste Schwierigkeit bei der Versorgung der Patienten ist die depressive Verstimmung bis hin zu schweren Depressionen. Die Depression führt zu Antriebsstörungen, die die Mitarbeit bei der Therapie erschwert. Deshalb vorübergehend Antidepressiva verabreichen und Psychotherapie ermöglichen.

Spätfolgen resultieren überwiegend aus den vorhandenen spastischen oder schlaffen Lähmungen, die zu einer Fehlbelastung der betroffenen Gliedmaßen und der Wirbelsäule führen, wie z. B. Spitzfuß, Schulterverrenkung oder Schulter-Hand-Syndrom.

Bei einem Multiinfarkt-Syndrom
- treten über einen längeren Zeitraum immer wieder kleinere Schlaganfälle auf,
- entwickelt sich mit zunehmendem Abbau von Hirnsubstanz eine Multiinfarkt-Demenz.

Pusher-Syndrom (s. S. 199)

4. Morbus Parkinson (Paralysis agitans, Schüttellähmung)

Krankheitsbild

Degenerative Erkrankung der Basalganglien im Gehirn, wodurch es zu Störungen der normalen Bewegungsabläufe mit Akinese, Rigor, Tremor (Parkinson-Trias) kommt. Es herrscht ein Mangel des Neurotransmitterstoffes Dopamin.

- Betrifft ca. 1 % aller über 60-jährigen Menschen.
- Männer sind häufiger betroffen als Frauen.
- Erkrankungsbeginn meist zwischen dem 40. und 60. Lebensjahr; auch Jugendliche können davon betroffen werden.

Ursachen:

- **Idiopathisches Parkinson-Syndrom, primäres Parkinson-Syndrom, Paralysis agitans :**
  - unklare Krankheitsursache
  - evtl. genetische Disposition
  - Untergang dopaminproduzierender Zellen im Mittelhirn (Substantia nigra) mit Fehlsteuerung der Motorik
- **Symptomatisches Parkinson-Syndrom (Parkinsonoide):**
  - Medikamentennebenwirkung, wie z. B. nach Einnahme von Neuroleptika, Antiemetika
  - Gehirnentzündung
  - Verletzung („Boxerparkinson")
  - Vergiftungen
  - Stoffwechselstörung
  - Hirndurchblutungsstörung
  - Verlust des Gleichgewichts zwischen Dopamin (zu wenig) und Acetylcholin (relativ zu viel)

Symptome

- Muskelschmerzen
- Gelenkbeschwerden infolge Muskeltonuserhöhung und dadurch bedingter Fehlhaltung
- Stimmungslabilität
- Antriebsstörungen
- vegetative Störungen, wie z. B. Schweißausbrüche
- Störungen der Feinmotorik, wie z. B. beim Knöpfen, Nähen, Rasieren, Schreiben
- **Hypo- oder Akinese:**
  - allgemeine Bewegungsarmut mit starrer Mimik (Maskengesicht)
  - verminderter Lidschlag

  - Fehlen der normalen Mitbewegung beim Gehen
  - Keinschrittiger, trippelnder Gang, bei gebückter Haltung mit leicht gebeugten Armen und Beinen
  - die Arme schwingen beim Gehen nicht mit
  - Schwierigkeiten beim Starten und Anhalten einer Bewegung mit Gefahr nach vorne zu fallen.
  - immer kleiner werdende Schrift (Mikrografie)
  - leise, monotone Stimme
- **Rigor:**
  - gleichbleibender Widerstand der Muskulatur während einer ganzen Bewegung aufgrund des erhöhten Muskeltonus
  - „Zahnradphänomen", d. h. rhythmisches Nachlassen des Widerstands beim passiven Bewegen
- **Ruhetremor** (wird bei gezielten Bewegungen geringer):
  - „Münzenzählen", „Pillendrehen", d. h. Zittern der Hände mit einer Frequenz von 5 Hz
- vegetative Störungen, wie z. B. Speichelfluss, Schwitzen, Temperaturregulationsstörungen, Obstipation und abnorme Talgsekretion (Salbengesicht)
- orthostatische Hypotonie
- Blasenfunktionsstörungen, wie z. B. Pollakisurie, imperativer Harndrang, Nykturie oder Harnverhalt
- psychische Störungen, wie z. B. Stimmungsschwankungen, Depressivität, Überempfindlichkeit oder Gereiztheit
- Beeinträchtigungen intellektueller Leistungen, wie z. B. verlangsamte Denkabläufe, Konzentrationsschwäche und erschwerte Kommunikationsfähigkeit
- manchmal im weiteren Verlauf Intelligenzminderung (Demenz)

Pflege

- Leistungs- und Zeitdruck vermeiden, um die Symptome nicht zu verstärken.
- Selbstwertgefühl und Selbstvertrauen durch Interesse fördern.
- Auf ein gepflegtes und sauberes Erscheinungsbild achten.
- Realistische Ziele setzen, Erfolgserlebnisse schaffen. Kleinste Erfolge entsprechend loben.
- Nach der Nahrungsaufnahme Mundpflege durchführen.
- Ausreichend Flüssigkeit zuführen.
- Bei Inkontinenz Maßnahmen zur Kontinenzförderung durchführen.
- Bei Bedarf suprapubischen Katheter legen.
- Angemessene Gespräche über Krankheitsbild, Therapiemöglichkeiten und Folgen mit Angehörigen und Patienten führen.

- Erholsamen Schlaf und Entspannung ermöglichen.
- So lange wie möglich Eigenständigkeit im eigenen Heim erhalten, bei Bedarf Haushaltshilfe organisieren.
- Patient beobachten:
  - Allgemeinbefinden,
  - Psyche,
  - Bewegung,
  - Ausscheidung,
  - vegetative Symptome,
  - Haut,
  - Vitalzeichen,
  - Nebenwirkungen der verabreichten Medikamente.
- Psychosoziale Beratung, Selbsthilfegruppen, Angebote von Beratung, Kursen, Ferienangeboten, Kontakte vermitteln.
- Bereiche und entsprechende Hilfestellungen für Patienten mit Morbus Parkinson (s. S. 202).

> **!** Maßnahmen zur Kontrakturenprophylaxe durchführen (s. S. 207).
> Maßnahmen zur Dekubitusprophylaxe durchführen (s. S. 206).
> Maßnahmen zur Thrombo-Embolie-Prophylaxe durchführen (s. S. 208).
> Maßnahmen zur Pneumonieprophylaxe durchführen (s. S. 205).
> Maßnahmen zur Harnwegsinfektionsprophylaxe durchführen (s. S. 210).
> Maßnahmen zur Obstipationsprophylaxe durchführen (s. S. 209).

Therapie und Behandlung nach AVO (ärztlicher Verordnung)

- Es ist keine Heilung möglich.
- Medikamente verabreichen, wie z. B. Dopaminagonisten, L-Dopa, MAO-Hemmer oder Amantadin zur Erhaltung der Dopaminkonzentration.
- Medikamente verabreichen, wie z. B. Anticholinergika zur Reduzierung der Acetylcholinkonzentration.
- Tiefenhirnstimulation durchführen, d. h. durch elektrische Stimulation verschiedener Nervenzentren die einzelnen Symptome, insbesondere die Bewegungsverlangsamung, lindern.
- Zellersatztherapie durchführen, d. h. embryonale Stammzellen transplantieren, die im Gehirn des Patienten das fehlende Dopamin produzieren sollen.
- Bei mangelndem Lidschlag „künstliche Tränen" verabreichen.
- Physiotherapie einleiten und Massagen und Bäder durchführen.

> **!** Bei mehr als zwei Drittel der betroffenen Patienten ist keine Minderung der Intelligenzleistung festzustellen, bei einem Drittel jedoch eine dementielle Entwicklung.
>
> Entsprechend dem Krankheitsverlauf und der Persönlichkeit des Patienten die Pflege individuell gestalten.
>
> Therapie möglichst früh einsetzen.
>
> Hilfe zur Selbsthilfe aufzeigen.
>
> Selbstständigkeit möglichst lange erhalten.
>
> Angehörige unterstützen und entlasten.
>
> Bei bettlägerig zu pflegenden Patienten Prophylaxen durchführen s. o.
>
> **Prognose:** Über Jahre führt das Krankheitsbild zur Pflegebedürftigkeit, außer beim ursachenabhängigen symptomatischen Parkinson-Syndrom.

5. Multiple Sklerose (Encephalomyelitis disseminata)

Krankheitsbild

Chronisch-entzündliche Erkrankung des zentralen Nervensystems (ZNS), die mit herdförmigem Verlust der Nervenfaserumhüllungen (Markscheiden) einhergeht. Es entstehen Vernarbungen und Verhärtungen, wodurch die Nervenfasern die Fähigkeit verlieren, Impulse direkt zu übertragen. Nervenreize werden nur noch verlangsamt oder unterbrochen weitergegeben mit der Folge von neurologischen Ausfällen. Es findet eine bindegewebige Umwandlung (Sklerose) der Markscheiden und dadurch Einengung der Nervenfasern durch bindegewebige Narben statt.

- häufigste Erkrankung des zentralen Nervensystems
- Erkrankungsbeginn zwischen dem 15. und 40. Lebensjahr
- Frauen sind häufiger betroffen.
- Der Krankheitsverlauf ist unterschiedlich ausgeprägt, da jeder Teil des Nervensystems befallen sein kann.

Ursachen:

- Diskutiert werden:
  - eine Autoimmunerkrankung des Gehirns. Das körpereigene Abwehrsystem richtet sich gegen die körpereigenen Strukturen,
  - eine langsame Virusinfektion vor dem 15. Lebensjahr,
  - eine genetische Veranlagung,
  - Stoffwechselstörungen,
  - auslösende Faktoren, wie z. B. Infekte, Verletzungen oder Stress.

Krankheitsverlauf:

- **Schubförmiger Verlauf** mit teilweiser oder vollständiger Rückbildung nach Wochen. Davon sind 80 % aller Patienten betroffen.
- **Primär chronisch fortschreitender Verlauf** mit langsamer Zunahme der Symptomatik ohne zwischenzeitliche Besserung.
- **Sekundär chronisch fortschreitender Verlauf** als Folge einer schubförmig verlaufenden multiplen Sklerose.
- 20 % aller Patienten sind von einem schleichenden, fortschreitenden Verlauf betroffen.
- Selten sind in größeren Zeitabständen auftretende Schübe.
- Häufig sind sich zurückbildende Schübe.

Symptome

- **Beginn der Erkrankung:**
  - flüchtige Sehstörungen, wie z. B. Nebel- oder Schleiersehen
  - Schwindel
  - Kopfschmerzen

  - Störung des farblichen Sehens
  - Störung der Empfindung für Berührung, Schmerz und Temperatur
- **Verlauf der Erkrankung:**
  - Sensibilitätsstörungen, wie z. B. Kribbeln in den Gelenken, Kältegefühl oder Schmerzen an Händen und Füßen
  - gestörte Feinmotorik
  - Kleinhirnsymptome, wie Ataxie (z. B. breitbeiniger Gang), monotone und abgehackte Sprache, Zittern bei Zielbewegungen oder Rumpfataxie (Nicht-gerade-sitzen-können)
  - Schluckbeschwerden
  - Kraftlosigkeit beim Abhusten von Bronchialschleim
  - Bewegungs- und Koordinationsstörungen
  - Sehstörungen, wie z. B. Doppelbildsehen, Schielen oder auch Erblindung
  - Gleichgewichtsstörung mit Drehschwindel
  - zentrale Lähmungen, wie Streck- und Beugespastik
  - Harn (Reflex- oder Dranginkontinenz) und Stuhlinkontinenz
  - Impotenz
  - Müdigkeit, Depression, Aggression, selten Euphorie und Demenz;

Pflege

- Ernährung umstellen, um den Allgemeinzustand zu verbessern:
  - abwechslungs-, vitamin-, ballaststoff- und eiweißreiche Kost,
  - bei Bedarf Reduktionskost verabreichen,
  - ausreichend Flüssigkeit zuführen.
- Bequeme Kleidung, wie z. B. mit Klettverschluss bevorzugen.
- Mobilisation fördern. Kleinste Erfolge loben.
- Bei Bedarf Wohnraum der Rollstuhlnutzung anpassen.
- Bei Inkontinenz Maßnahmen zur Kontinenzförderung durchführen.
- Bei Bedarf suprapubischen Katheter legen.
- Angst durch frühzeitige, vorsichtige und einfühlsame Gespräche über die Erkrankung und deren Folgen mit den Anghörigen und dem Patienten beheben.
- Erholsamen Schlaf und Entspannung ermöglichen.
- Bedürfnisse nach Zärtlichkeit und Erotik befriedigen.
- So lange wie möglich Eigenständigkeit im eigenen Heim erhalten, bei Bedarf Haushaltshilfe organisieren.
- Erfolgserlebnisse schaffen.
- Patient beobachten:
  - Allgemeinbefinden,
  - Psyche,
  - Ausscheidung,

  - Haut,
  - Vitalzeichen,
  - Nebenwirkungen der verabreichten Medikamenten.
- Psychosoziale Beratung, Selbsthilfegruppen, Angebote von Beratung, Kursen, Ferienangeboten, Kontakte vermitteln.

!
Maßnahmen zur Kontrakturenprophylaxe durchführen (s. S. 207).

Maßnahmen zur Dekubitusprophylaxe durchführen (s. S. 206).

Maßnahmen zur Thrombo-Embolie-Prophylaxe durchführen (s. S. 208).

Maßnahmen zur Pneumonieprophylaxe durchführen (s. S. 205).

Maßnahmen zur Harnwegsinfektionsprophylaxe durchführen (s. S. 210).

Maßnahmen zur Obstipationsprophylaxe durchführen (s. S. 209).

Therapie und Behandlung nach AVO (ärztlicher Verordnung)
- Im akuten Schub Kortikoide verabreichen.
- Immunsuppressiva, wie z. B. Imurek verabreichen.
- Bei dem schubförmigen Verlauf Interferon Beta-1b oder Copolymer 1 verabreichen.
- Parasympathikolytika bei neurologischen Funktionsstörungen verabreichen.
- Spasmolytika, wie z. B. Lioresal zur Herabsetzung der Muskelspannung verabreichen.
- Analgetika verabreichen.

!
Der ungünstige Verlauf geht mit einer fortschreitenden Schwäche bis Lähmung einher.

Multiple Sklerose kann nicht geheilt werden, jedoch Stärke und Häufigkeit der auftretenden Schübe gemindert werden.

Schmerzäußerungen können Ausdruck für MS-Herd in sensiblen Nervenbahnen, aber auch Folge von Fehlbelastungen des Bewegungssystems sein (Arzt, Physiotherapeut informieren).

Entsprechend dem Krankheitsverlauf und der Persönlichkeit des Patienten die Pflege individuell gestalten.

Hilfe zur Selbsthilfe aufzeigen.

Selbstständigkeit möglichst lange erhalten.

Symptome des nächsten Schubes durch beobachtende Pflege und Dokumentation frühzeitig erkennen.

Angehörige unterstützen und entlasten.

Therapiemöglichkeiten und deren Ziele bei Multipler Sklerose	
Therapieform	**Ziele**
Neurochirurgische Therapie	Durch Verödung kleinster Funktionsbereiche im Gehirn kann das Zittern der Extremitäten sowie spastische Versteifung der Gelenke gelindert oder geheilt werden.
Physiotherapie	– Gehschule, Gleichgewichtsübungen, Handgeschicklichkeitstraining sind durchgeführt. – Umgang mit Rollstuhl und Hilfsmittel ist sicher. – Spastik ist gelöst. – Gleichgewicht beim Gehen und Stehen ist verbessert. – Muskulatur ist gestärkt. – Durchblutung ist gefördert. – Wirbelsäulenmuskulatur ist gestärkt. – Lungen sind belüftet.
Logopädie	Sprechstörungen sind behoben.
Ergotherapie	– Sinnvolle, tagesstrukturierende Beschäftigung ist gegeben. – Funktionsfähigkeit der Muskeln und Gelenke ist verbessert. – Sensibilität ist gefördert. – Motorik ist gesteigert.

6. Polyneuropathie

Krankheitsbild

Erkrankung mehrerer peripherer Nerven bzw. des ganzen peripheren Nervensystems mit möglicher Beeinträchtigung sensibler, motorischer und vegetativer Nerven. Die **Polyneuritis** *ist eine Polyneuropathie mit zusätzlicher Entzündung.*

– Ca. 0,8 % der Gesamtbevölkerung sind davon betroffen.

Ursachen:
– Toxine, wie z. B. Alkohol, Medikamente oder Gifte
– Stoffwechselstörungen, wie z. B. Diabetes mellitus, Niereninsuffizienz oder Gicht
– Mangel- und Fehlernährung oder Resorptionsstörungen, wie z. B. bei Vitamin B_{12}- oder Folsäuremangel
– Selten als Begleitsymptom bei bösartigen Erkrankungen, wie z. B. Bronchialkarzinom oder hämatologische Erkrankungen
– Bei etwa 25 % der an Polyneuropathie erkrankten Patienten ist die Ursache unbekannt (idiopathisch).

Symptome
– Parästhesien der Haut und Sensibilitätsstörungen meist symmetrischer Ausprägung mit Betonung der körperfernen Abschnitte und der unteren Extremität
– Die Sensibilitätsstörungen sind socken- oder handschuhförmig angeordnet.
– ständiges Kribbelgefühl (Ameisenlaufen)
– Koordinationsstörungen, wie z. B. Ataxie
– periphere schlaffe Lähmungen mit Muskelatrophie und verminderten oder fehlenden Reflexen
– Bei Beteiligung des vegetativen Nervensystems:
  • trophische Hautveränderungen bis zum Ulcus,
  • verminderte Schweißsekretion,
  • Magen-, Blasen- und Darmentleerungsstörungen.
– schlechte Wundheilung

Pflege
– Mobilisation fördern.
– Verletzungen vorbeugen.
– Patient beobachten:
  • Allgemeinbefinden,
  • Körper, v. a. Füße,
  • Beweglichkeit,

- Ausscheidung,
- Haut,
- Vitalzeichen, wie z. B. Bewusstsein und Temperatur.

! Maßnahmen zur Dekubitusprophylaxe durchführen (s. S. 206).
Maßnahmen zur Kontrakturenprophylaxe durchführen (s. S. 207).

Therapie und Behandlung nach AVO (ärztlicher Verordnung)

- Ursache therapieren, wie z. B. absolut auf Alkohol verzichten oder den Blutzucker optimal einstellen.
- Symptomatische Therapie bei z. B. Schmerzen und Missempfindungen durchführen.
- Vitamin B_{12} verabreichen.
- Bei Sensibilitätsstörungen Alpha-Liponsäure verabreichen.
- Physiotherapie und Ergotherapie einleiten.

! Die neurologische Untersuchung ergibt oft eine Druckschmerzhaftigkeit peripherer Nerven.

Druckstellen und Verletzungen bei Diabetikern unbedingt vermeiden, da bei ihnen Wunden schlecht heilen.

Die **Prognose** ist günstig, wenn nur ein Nerv oder wenige Nerven betroffen sind. Ansonsten bilden sich die Symptome inkomplett über Wochen oder Monate zurück.

7. Epilepsie (Krampfleiden, Hirnorganisches Anfallsleiden)

Krankheitsbild

Oberbegriff für Funktionsstörungen des Gehirns, die durch plötzliche, simultane, elektrische Entladungen großer Nervenzellgruppen des Gehirns entstehen und mit anfallsweise auftretenden Muskelkrämpfe einhergehen.

- Ca. 0,8 % der Gesamtbevölkerung sind davon betroffen.

Ursachen:

Gesteigerte Krampfbereitschaft von Nervenzellverbänden des Gehirns, die durch ein Ungleichgewicht hemmender und fördernder Neurotransmitter hervorgerufen wird, durch z. B.:

- Geburtsschäden,
- äußere Einwirkungen, wie z. B. Verletzungen oder Schlafentzug,
- Gefäßfehlbildung, Durchblutungsstörung des Gehirns,
- Enzephalitis,
- Hirntumor,
- Stoffwechselstörung,
- endogene Faktoren, wie z. B. Disposition.

Formen:

- **Genuine oder idiopathische Epilepsie:**
  - ohne erkennbare Ursache
  - Manifestation bis zum 20. Lebensjahr
- **Symptomatische Epilepsie:**
  - Begleiterkrankung einer zugrundeliegenden Hirnschädigung

Anfallsformen:

- **Primär generalisierte Anfallsform:** Beide Gehirnhälfte sind von Anfang an von der abnormen elektrischen Aktivität betroffen.
- **Sekundär generalisierte Anfallsform:** Der zunächst auf einen Ausgangsort im Gehirn beschränkte fokale Anfall breitet sich auf das ganze Gehirn aus, beginnend mit Zittern der Hand oder des Fußes.
- **Fokale (partielle) Anfallsform:** Das Krampfgeschehen beschränkt sich oft nur auf einen Teil des Gehirns.
- **Einfach-fokale Anfallsform:** Örtlich begrenzte Muskelzuckungen oder Empfindungsstörungen bei erhaltenem Bewusstsein.
- **Komplex-fokale Anfallsform:** Die örtlich begrenzte Muskelzuckungen oder Empfindungsstörungen breiten sich aus, bei gleichzeitiger Bewusstseinsstörung.
- **Absence:** Plötzlich einsetzende und bis zu 30 Sekunden andauernde Bewusstseinsstörung und begleitende, milde, motorische Symptome wie z. B. Kauen, Nesteln oder Kratzen.

Symptome

Primär generalisierte Anfallsform		
Grand-mal-Epilepsie:	– Vorangehende Aura, wie Wärme- oder Beklemmungsgefühl, das von der Magengegend zum Hals aufsteigt. – Manche Betroffene stoßen kurz vor dem Anfall einen Initialschrei aus und stürzen dann bewusstlos zu Boden.	– **Tonische Phase:** meist nur einige Sekunden • anhaltende Anspannung der Muskulatur mit Überstreckung der Gliedmaßen • Apnoe • Zyanose • weite, lichtstarre Pupillen • evtl. Zungenbiss
		– **Klonische Phase:** meist wenige Minuten • rhythmische Zuckungen am ganzen Körper • unwillkürlicher Urin- und Stuhlabgang • Schaum vor dem Mund
		– **Terminalschlaf:** • keine Zuckungen mehr • längere Schlafphase
		– kein Erinnerungsvermögen an den Anfall

Fokale (partielle) Anfallsform	
Einfach-fokal motorischer (sensibler, somatosensorischer) Anfall:	– klonische Zuckungen und/oder Missempfindungen („Pelzigsein"), ausgehend von dem betreffendem Hirnbezirk, der die Körperregion versorgt – in der Regel keine Bewusstseinstrübung
Einfach-fokaler Jackson-Anfall:	– in einer bestimmten Körperregion beginnende Zuckungen oder Sensibilitätsstörungen bei vollem Bewusstsein – Ausbreitung der Zuckungen von distal nach proximal auf die benachbarten Regionen Ausbreitung der Zuckungen auf eine Körperhälfte

Psychomotorische Epilepsie
– Ausbildung einer Aura, wie z. B. Wahrnehmung eines bestimmten Geruches – Bewusstseinstrübung – Bei kurzen Anfällen werden die automatischen Handlungen, wie z. B. Essen, Anziehen fortgesetzt. – kein Erinnerungsvermögen an den Anfall

Pflege

- Notarzt verständigen.
- Patient vor Verletzungen schützen, unsanften Sturz verhindern.
- Beine oder Arme nicht zu fest halten.
- Kleidung, die die Atmung behindert, entfernen.
- Bewusstlosen Patient in die stabile Seitenlage bringen.
- Erbrochenes wegwischen.
- Patient beobachten:
  - Allgemeinbefinden,
  - Beweglichkeit,
  - Vitalzeichen, wie z. B. Bewusstsein und Temperatur.

! Informationen an einen Patienten mit Epilepsie

Anfallsauslösende Faktoren, wie z. B. Schlafentzug, flackernde Lichtreize, Drogen und Alkohol meiden.

Kein Sport bis zur körperlichen Erschöpfung betreiben.

Besondere Vorkommnisse und Belastungen in einen Anfallskalender eintragen.

Merkblatt über Erste-Hilfe-Maßnahmen mit sich tragen.

Antiepileptika nach AVO einnehmen. Auf Wechselwirkung mit anderen Medikamenten achten.

Kein Alkohol und andere Stoffe, die eine Wirkung auf das Gehirn ausüben, zusammen mit Antiepileptika einnehmen.

Nebenwirkungen von Antiepileptika:

- Herabgesetztes Reaktionsvermögen, deshalb beim Bedienen von Maschinen und im Straßenverkehr äußerst vorsichtig vorgehen.
- Kognitive Beeinträchtigungen, wie z. B. sich an Namen, Gesichter, und Situationen zu erinnern.
- erhöhte Schläfrigkeit und Lethargie
- Hautallergien, ausgelöst oder verstärkt durch Sonneneinstrahlung
- Kopfschmerzen
- Magen-Darm-Beschwerden
- Sehen von Doppelbildern

Autofahren ist nach zweijähriger Anfallsfreiheit und bei Fehlen epilepsiespezifischer Hirnstromveränderungen im Elektroenzephalogramm (EEG) erlaubt.

Therapie und Behandlung nach AVO (ärztlicher Verordnung)

- Bei der genuinen oder idiopathischen Epilepsie Antiepileptika verabreichen.
- Bei der symptomatischen Epilepsie die Ursache therapieren oder falls nicht möglich, medikamentöse Therapie einleiten, um Anfallsfreiheit zu erreichen.

! Jeder erstmalig aufgetretene Anfall muss aufgrund der möglichen Ursache diagnostisch abgeklärt werden.

Gelegenheitskrämpfe, die nur unter besonderen Belastungen auftreten, wie z. B. Alkoholentzug oder hohes Fieber zählen nicht zur Epilepsie.

Der primär generalisierte Anfall ist häufig an eine bestimmte Tageszeit, wie z. B. an die Aufwachphase gebunden.

Fokale Anfälle können durch Ausbreiten der abnormen Nervenzellerregung sekundär generalisieren. Hinweise über den fokalen Ursprung geben Informationen über den Anfallsbeginn.

Der Dämmerzustand bei der psychomotorischen Epilepsie kann im Extremfall mehrere Tage andauern, an den sich eine Reorientierungsphase anschließt.

Als **Komplikation** sind anfallsbedingte Schäden des Gehirns und Verletzungen durch den Sturz oder Knochenbrüche möglich.

Ein Notfall ist der Status epilepticus, eine ununterbrochene Serie von Anfällen von mehr als 20 Minuten:

- Sofortige medikamentöse Therapie einleiten.
- Als Komplikationen können Dauerschäden am Gehirn infolge Sauerstoffmangel und Pneumonie durch das Einatmen von Erbrochenem auftreten.
- 5–10 % der Patienten sterben.

Die **Prognose** ist abhängig von der Ursache und der Anfallsform.

- Ca. 70 % der betroffenen Patienten sind unter medikamentöser Therapie anfallsfrei.
- Ca. 10 % der betroffenen Patienten zeigen keine Besserung.

8. Encephalitis (Gehirnentzündung)

Krankheitsbild

Entzündung des Gehirns, die entweder isoliert oder in Verbindung mit einer Meningitis auftritt.

Ursachen:
- Direkter Befall des Gehirns mit Viren, Bakterien, Protozoen oder Pilzen, selten mit Würmern
- immunologische bzw. allergische Reaktion auf eine Allgemeininfektion (parainfektiöse Enzephalitis)
- Begleitsymptom bei verschiedenen Kinderkrankheiten, wie z.B. Masern, Mumps, Röteln und Windpocken

Formen:
- **Embolische Herdenzephalitis:** Folge vieler kleiner Absiedelungen von Bakterien ins Gehirn, z. B. im Rahmen einer bakteriellen Herzklappenentzündung. Die Bakterien an den Herzklappen werden vom Blutstrom losgelöst und in alle Organe, auch in das Gehirn geschwemmt, wo viele kleine Entzündungsherde entstehen.
- **Panenzephalitis:** Entzündung des gesamten Gehirns
- **Leukenzephalitis:** Entzündung der weißen Substanz im Gehirn
- **Polioenzephalitis:** Entzündung der grauen Substanz im Gehirn durch das Poliomyelitis-Virus
- **Subakute sklerosierende Panenzephalitis**
- **Einschlussköperchenencephalitis:** Spätfolge einer Masernerkrankung

Symptome
- grippeähnliche Symptome
- psychische Veränderungen, wie z. B. Unruhe, Verwirrtheit oder psychotische Symptome (Halluzinationen)
- Bewusstseinsveränderungen bis zum Koma
- neurologische Ausfälle, wie z. B. Lähmungen oder Sprachstörungen
- epileptische Krampfanfälle
- Symptome einer Meningitis (s. S. 190)

Pflege
- Bei rasantem Verlauf: Verlegung auf eine Intensivstation
- Patient beobachten:
  - Allgemeinbefinden,
  - Gehirnfunktion,
  - Beweglichkeit,
  - Vitalzeichen, wie z. B. Bewusstsein und Temperatur.

Therapie und Behandlung nach AVO (ärztlicher Verordnung)

- Je nach Erreger Virostatika, Antibiotika, Antimykotika oder Antiparasitenmitteln verabreichen.
- Blut regelmäßig kontrollieren.

! Die Diagnose wird durch eine Liquorpunktion bestätigt, die Hinweise auf die Erregergruppe und den genauen Erregertyp gibt.

Eine leichte Begleitenzephalitis bleibt oft unbemerkt, eine echte Enzephalitis ist jedoch noch ernsthafter als eine Meningitis.

Meist handelt es sich um Mischformen (Meningoenzephalitis).

Die **Prognose** ist je nach Erreger unterschiedlich.

9. Meningitis (Hirnhautentzündung)

Krankheitsbild

Lebensbedrohliche Entzündung des zentralen Nervensystems (ZNS) mit überwiegendem Befall der Meningen (Hirnhäute), meist aufgrund einer generalisierten Infektion, wie z. B. Tuberkulose. Auch aus benachbarten Entzündungsprozessen, wie z. B. Mastoiditis, Rachenkatarrh, Mittelohrentzündung oder über offene Verbindungen zwischen Gehirn und Außenwelt, wie z. B. offenes Schädel-Hirn-Trauma oder Fisteln, können die Erreger mit dem Blut in das Gehirn gelangen.

! **Inkubationszeit bei bakterieller Meningitis:**
- wenige Stunden bei z. B. einer Meningokokkenmeningitis
- schleichender Beginn bei z. B. einer Gehirnhauttuberkulose

Ursachen:
- Bakterien, wie z. B. Pneumokokken oder Meningokokken
- Viren, wie z. B. Herpes-simplex-Viren, Enteroviren oder Mumpsviren
- Selten sind Protozoen oder Pilze

Symptome

Meningitisches Syndrom (Meningismus):
- hohes Fieber
- Übelkeit
- Erbrechen
- starke Kopfschmerzen
- Lichtempfindlichkeit
- Geräuschüberempfindlichkeit
- Nackensteife, Opisthotonus
- positives Brudzinski-, Kernig- und Lasègue-Zeichen (s. S. 211)
- Bewusstseinsveränderungen bis zum Koma bei begleitender Gehirnentzündung (Meningoencephalitis)

Pflege

- Patient beobachten:
  - Allgemeinbefinden,
  - Ausscheidung,
  - Schmerzen,
  - Beweglichkeit,
  - Vitalzeichen, wie z. B. Bewusstsein und Temperatur.

Therapie und Behandlung nach AVO (ärztlicher Verordnung)

- Bei bakteriell verursachter Meningitis Antibiotika hochdosiert i. v. verabreichen.
- Bei viral verursachter Meningitis Virostatika verabreichen.

! Der Verlauf einer bakteriellen Meningitis ist oft schwerer als bei einer viralen Meningitis und kann tödlich enden, falls keine rechtzeitige Behandlung erfolgt.

Die Diagnose wird durch eine Liquoruntersuchung bestätigt.

Bei einer viralen Meningitis sind die Symptome meistens weniger bedrohlich und die Prognose günstig.

Zur Infektionsprophylaxe werden häufig auch die den Patienten versorgenden Personen mit Antibiotika therapiert.

Die **Prognose** ist abhängig von der

- Erregerart,
- Abwehrlage,
- Schwere des Krankheitsbildes.

Die **Letalität** beträgt ca. 10–15 %.

Die Sterblichkeit bei einer Meningokokkenmeningitis bei gleichzeitig vorliegender Meningokokkensepsis ist höher als 50 %.

1. Deutsche Einteilung eines unbehandelten Hypertonus

	systolischer Blutdruck	diastolischer Blutdruck
hochnormaler Blutdruck	130–139 mmHg	85–89 mmHg
labiler Blutdruck	Erhöhte Blutdruckwerte nur bei körperlicher und/oder seelischer Belastung	
leichter Bluthochdruck	140–179 mmHg	90–104 mmHg
mittelschwerer Bluthochdruck	180–209 mmHg	105-114 mm Hg
schwerer Bluthochdruck	≥ 210 mmHg	≥ 115 mmHg
schwerster Bluthochdruck (maligne Hypertonie)	+ schwere Netzhautschäden + schnell fortschreitende Nierenschwäche + aufgehobener Tag-Nacht-Rhythmus des Blutdruckverhaltens	> 120 mm Hg
Bluthochdruckkrise (hypertensive Krise)	> 230 mm Hg plötzlicher lebensgefährlicher Blutdruckanstieg mit Gefahr der Gehirnschädigung (Apoplexie, Blutung) und der akuten Linksherzschwäche	> 120 mm Hg

2. Rehabilitation nach einem Myokardinfarkt

- Nach der Akutphase (absolute Bettruhe), Mobilisationsstufenplan in Absprache mit dem Arzt umsetzen.
- Vor und während der Belastung Vitalzeichen kontrollieren.
- Die Anschlussheilbehandlung (AHB) umfasst
  - die Vorbereitung zur Wiedereingliederung in das Alltags- und Berufsleben,
  - Bewegungstherapie,
  - Gesundheitserziehung zur Ausschaltung von Risikofaktoren,
  - Abbau von Ängsten.
  - Übungen zur Stressbewältigung und zur Entspannung.
- Die Ernährung auf „mediterrane Kostform" (fettreduziert und cholesterinarm) umstellen, wie z. B. 5 x 100 g rohes Obst und Gemüse, Olivenöl, Fisch (mehrfach ungesättigte Omega-3-Fettsäuren) und mäßiger Konsum von Rot- und Weißwein.
- Risikofaktoren beheben:
  - Gewicht reduzieren,
  - Nikotinabusus unbedingt einstellen,
  - Hypertonie beheben,
  - Blutzuckerwerte optimal einstellen.
- Langfristig mit mäßigem Ausdauersport beginnen, da körperliche Bewegung die Bildung von neuen Kapillaren und somit Umgehungskreisläufe am Herz fördert.
- Medikamentöse Langzeittherapie durchführen mit
  - **Acetylsalicylsäure** (Thrombocytenaggregationshemmer),
  - **Betablocker** (ohne intrinsische sympatomimetische Aktivität),
  - **ACE-Hemmer** und **Angiotensin-II-Blocker** zur Verbesserung des Remodeling-Prozesses des Ventrikels und zur Reduzierung des Ventrikelvolumens,
  - **Antikoagulanzien**, jedoch nur bei schlechter Ventrikelfunktion und/oder Thromben im Bereich der Ventrikel,
  - **Diuretika** bei manifester Herzinsuffizienz zur Kompensation von Wasser- und Natriumretention,
  - **Nitrate** zur symptomatischen Therapie einer Postinfarkt-Angina.
  - **Cholesterinsynthesehemmer** zur Senkung des LDL-Cholesterins unter 100 mg/dl.

3. Stadien, Symptome und Therapie der peripheren AVK

Stadium	Symptome	Therapie
Stadium I (Stadium der vollständigen Kompensation)	keine Symptome, jedoch nachweisbare Gefäßveränderungen	– Risikofaktoren ausschalten. – Gehtraining durchführen. – Medikamente verabreichen.
Stadium IIa (Stadium der Ruhekompensation)	– Claudicatio intermittens – Schmerzen nach einer Gehstrecke von > 200 m (IIa) – Schmerzen nach einer Gehstrecke von < 200 m (IIb)	– s. Stadium I – evtl. Operation durchführen.
Stadium III (Stadium der Ruhedekompensation)	– Ruheschmerzen in Horizontallage – starke Belastungsschmerzen	– Risikofaktoren ausschalten. – Medikamente verabreichen. – evtl. Operation durchführen.
Stadium IV (Stadium der Ischämie)	– Ruheschmerzen – keine Belastung möglich – Nährstoffminderversorgung von Haut und Hautanhangsgebilde – Nekrose, bzw. Gangrän	– Operation durchführen.

4. Echte und falsche Dickdarmdivertikel

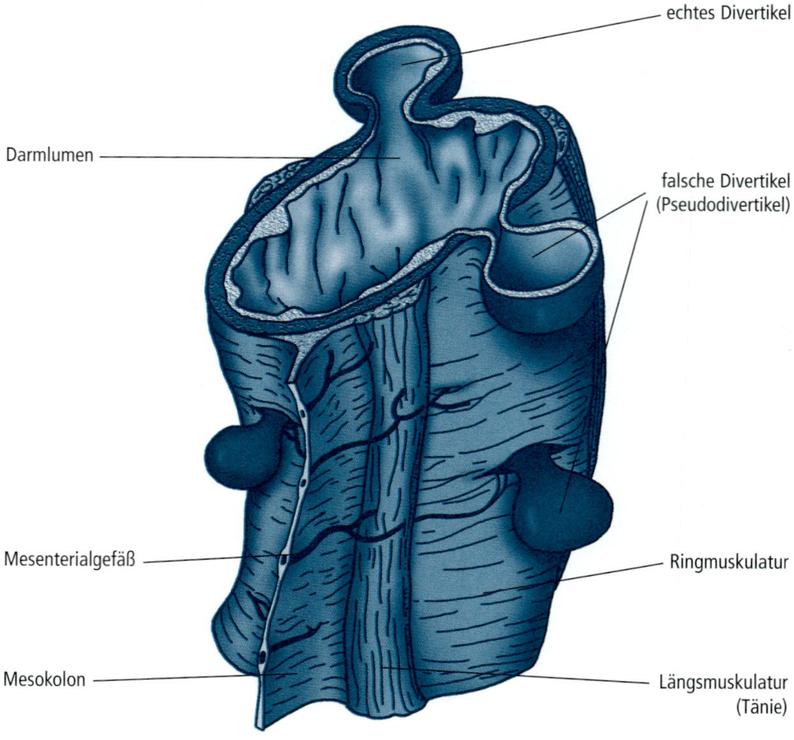

5. Typische Veränderungen bei fortgeschrittener Leberzirrhose

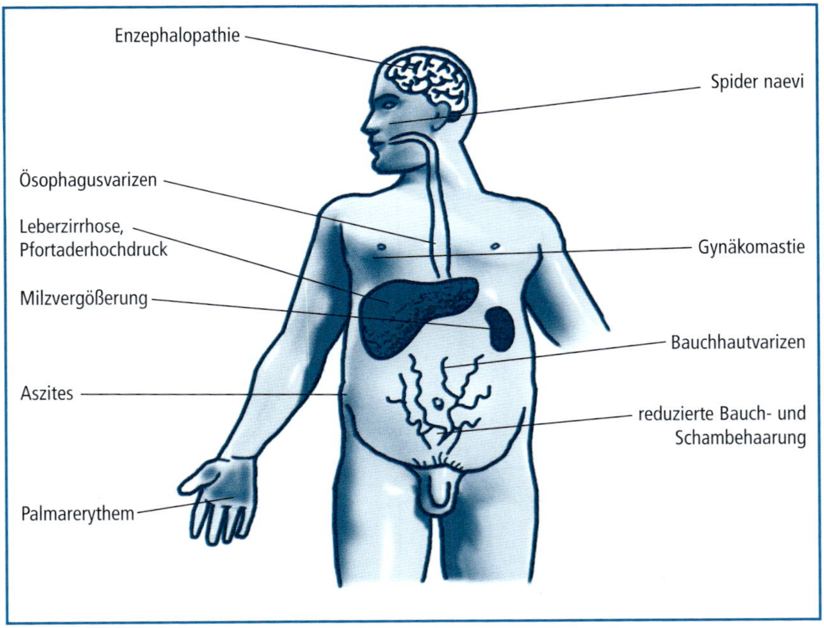

6. Darstellung möglicher Komplikationen bei Morbus Crohn

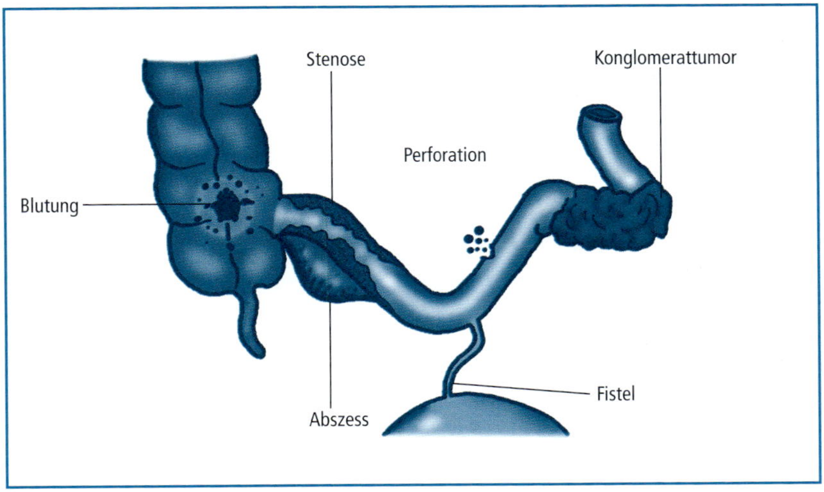

7. Grafische Darstellung von Morbus Crohn und Colitis ulcerosa im Vergleich

! Bei beiden Krankheitsbildern sind rundliche, granulomatöse Entzündungsherde zu erkennen.

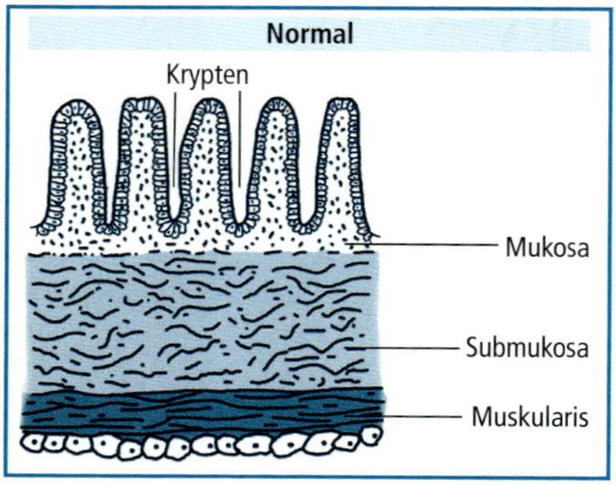

Physiologische Beschaffenheit der Schichten der Darmwand

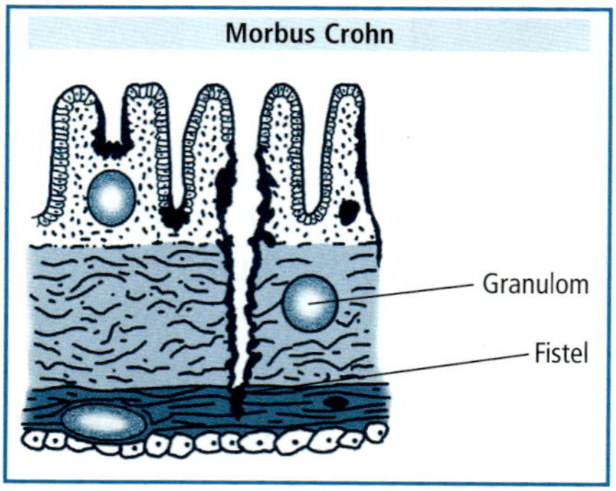

Bei Morbus Crohn sind **alle Wandschichten** *durch Ulcerationen geschädigt, welche die Fistelbildung fördern.*

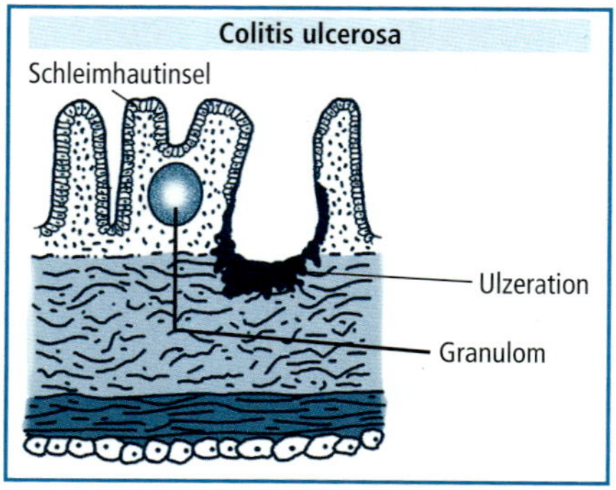

Bei Colitis ulcerosa sind **Mucosa und Submucosa** *durch Ulcerationen geschädigt.*

8. Laborwerte zum Blutzucker

	nüchtern	60 Minuten nach Zufuhr von 100 g Glukose	120 Minuten nach Zufuhr von 100 g Glukose
Normbereich	unter 100 mg/dl	unter 160 mg/dl	unter 120 mg/dl
Grenzbereich	100–130 mg/dl	160–220 mg/dl	120–150 mg/dl
behandlungsbedürftig	über 130 mg/dl	über 220 mg/dl	über 150 mg/dl

9. Pusher-Syndrom

- Vorkommen bei linksseitig Gelähmten.
- Die Patienten drücken sich mit der weniger betroffenen Seite gegen die linke Seite.
- Die rechte Körperhälfte ist hyperaktiv, während die linke Seite nicht wahrgenommen wird.
- Kein Störungsbewusstsein vorhanden, daher extreme Sturzgefährdung.
- Geduldige Korrektur und gezielte Wahrnehmungsförderung sind erforderlich.

10. Ausbildung von Urämiesymptomen bei fortgeschrittener Niereninsuffizienz

Herz und Kreislauf	• Hypertonie • Überwässerung • Perikarditis, evtl. Perikarderguss • Herzrhythmusstörungen • Herzstillstand
Lunge	• Lungenödem • Pleuritis • Pneumoniegefahr bei allgemeiner Abwehrschwäche • vertiefte Atmung bei Azidose
Magen-Darm-Trakt	• Foetor ex ore • Geschmacksstörungen • Übelkeit • Erbrechen • Diarrhoe • Urämische Gastroenteritis
Zentrales Nervensystem (ZNS)	• Konzentrationsstörungen • Kopfschmerzen • Wesensveränderung • Verwirrtheit • Krampfneigung • Bewusstlosigkeit bis hin zum urämischen Koma
Haut	• Juckreiz • bräunlich-gelbes Hautkolorit • Uringeruch
Blut	• renale Anämie aufgrund verminderter Erythropoetinproduktion in der Niere • Blutungsneigung
Knochensystem	• erniedrigter Kalziumwert im Serum • gesteigerte Parathormonsekretion der Nebenschilddrüsen (sekundärer Hyperparathyreoidismus) • erhöhter Knochenum- und abbau (renale Osteopathie)

11. Die Nervenzelle

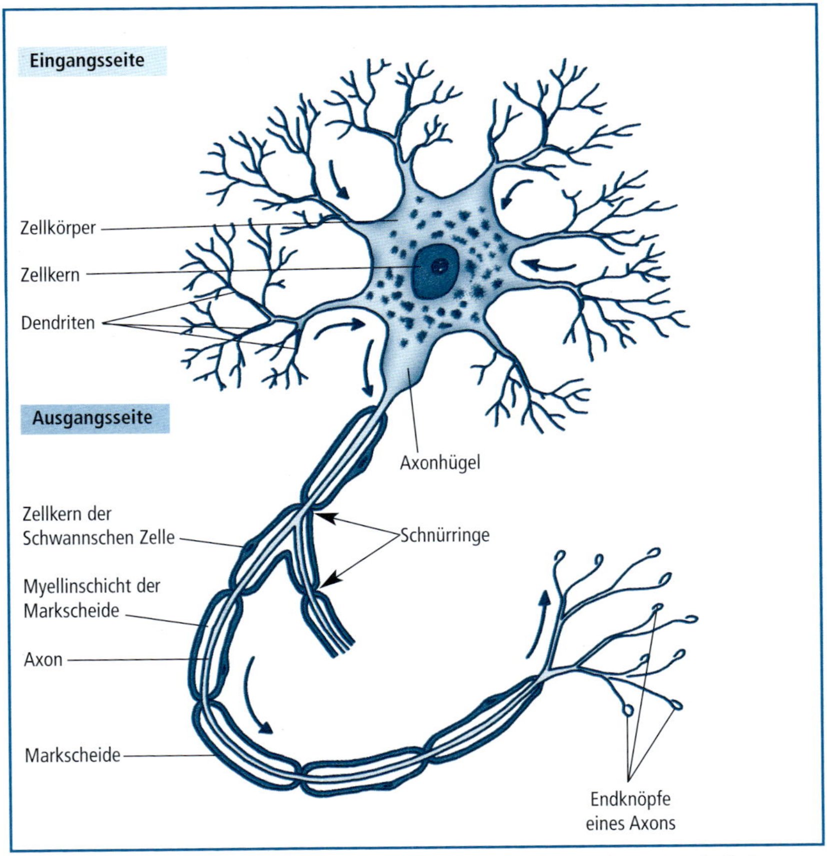

Die Dendriten nehmen die elektrischen Signale auf und leiten diese zum Zellkörper, von wo sie weiter über das Axon und dessen Endung (Kontaktstellen zu anderen Neuronen) an die anderen Neuronen weitergeleitet werden.

12. Bereiche und entsprechende Hilfestellungen für Patienten mit Morbus Parkinson

Bereich	Hilfestellung
(häusliche) Umgebung	• Handlauf an langen Fluren anbringen. • Handgiffe im Bad, an Toilette und Dusche montieren. • Duschen dem Baden vorziehen. • Rutschfeste Unterlage in die Dusche legen. • Hocker in die Dusche stellen. • Sitzgelegenheit erhöhen. • Stolperfallen, wie z. B. Brücken oder Teppichkanten beseitigen.
Hygiene und Ankleiden	• pH-neutrale flüssige Waschlotion bevorzugen. • Gesicht häufiger abwaschen. • Fettende Gesichtspflegecremes meiden. • Taschentücher griffbereit halten. • Trockenrasur der Nassrasur vorziehen. • Weite Kleidung mit Reiß- oder Klettverschluss tragen. • Anziehhilfen benutzen. • Schuhe ohne Schnürsenkel tragen.
Essen und Trinken	• Warmhalteteller nutzen. • Rutschfeste Unterlagen bzw. Saugnoppen am Geschirr nutzen. • Teller mit erhöhtem Rand verwenden. • Besteck mit breitem Griff nutzen. • Suppen aus Tassen trinken lassen. • Kost anbieten, bei welcher sich der Patient am wenigsten verschluckt.
Sich Bewegen	• Beim Gehtraining Patient mit der gesamten Fußsohle bei leicht gespreizten Beinen aufrecht aufstehen lassen. • Starthemmungen durch Kommando geben überwinden. • Über Schaukelbewegungen zum Gehen bringen. • Gehen durch Rhythmus, Musik, Markierungen auf dem Boden fördern. • Gehhilfe mit kleinem Hindernis zum Darübersteigen anbieten. • Schwerfallende Bewegungsabläufe durchdenken und dann ausführen. • Evtl. Bewegungsablauf mitsprechen lassen und vor dem Spiegel üben. • Bei Ermüdung Pausen einlegen.
Kommunizieren	• Hilfslinien ziehen und auf gleichgroße Schriftgröße achten. • Beim Sprachtraining auf klare und deutliche Artikulation mit angemessener Sprachmelodie achten.

13. Fieberphasen, Symptome, Pflegemaßnahmen bei Fieber

Fieberphasen	Symptome	Pflegemaßnahmen
Fieberanstieg	• Kältegefühl • kühle, blasse Haut • evtl. Schüttelfrost • der Vitalzeichen (Puls, Atmung, Körpertemperatur) • Unruhe, Angst	• Wärme zuführen durch warme Getränke, Decken, Bekleidung, Wärmflasche. • Arzt informieren.
Fieberhöhe	• Hitzeempfinden • trockene, gerötete Haut • erhöhte Körpertemperatur, Puls- und Atemfrequenz • Durst • Lichtempfindlichkeit • ausgeprägtes Krankheitsgefühl • Gliederschmerzen	• Ärztliche Anordnungen durchführen. • Wärmequellen beseitigen s.o. • Fiebersenkende Ganzkörperwäsche mit Pfefferminz oder Wadenwickel nach AVO durchführen. • Temperatur langsam senken • Kältegefühl und erneuten Temperaturanstieg vermeiden! • Zimmer lüften, abdunkeln
Fieberabfall	• Abfall der Körpertemperatur • **Lysis:** warmer, großperliger Schweiß, Normalisierung von Puls- und Atemfrequenz • **Krisis:** kalter, klebriger kleinperliger Schweiß, Hautblässe, erneutes Ansteigen der Pulsfrequenz • Müdigkeit, Schwächegefühl • hohes Schlafbedürfnis	• Elektrolyte zuführen. • Leichte Kost anbieten. • Zu Pflegende waschen. • Kleidung, Bettwäsche wechseln. • Für Ruhe sorgen. • Bei Anzeichen einer Krisis Arzt informieren.
Erschöpfung	• hohe Ruhebedürftigkeit • Durst	• Kreislauf stabilisieren.

Während aller Fieberphasen sind folgende Maßnahmen zu beachten:

- Prophylaxen durchführen (s. S. 204–209)
- Hilfestellung je nach Ausmaß der Einschränkung anbieten.
- Ruhe und Sicherheit vermitteln.
- Zu pflegende Person umsorgen.
- Zu pflegende Person beobachten.
- Vitalzeichen kontrollieren (Temperatur, Puls, Atmung, Bewusstsein).
- Flüssigkeit zuführen (Bilanzierungsbogen erstellen).
- Komplikationen vorbeugen.

14. Grundsätze bei der Durchführung von Prophylaxen

1. Gefährdung einschätzen, bzw. Notwendigkeit der Prophylaxen erkennen.
2. Ziele festlegen.
3. Geeignete vorbeugende Maßnahmen planen, bzw. Grundursache beseitigen.
4. Maßnahmen:
   - ***Intensiv:*** Pflegemaßnahme nach den neuesten wissenschaftlichen Erkenntnissen und sorgfältig durchführen.
   - ***Kontinuierlich:*** Pflegemaßnahme über 24 Stunden im multiprofessionellen Team durchführen.
   - ***Integriert:*** Prophylaxe während der Durchführung anderer Pflegehandlungen einbinden.
   - ***Individuell:*** Pflegemaßnahme personen- und bedürfnisorientiert durchführen.
   - ***Ressourcenorientiert, aktivierend:*** Die Fähigkeiten und Möglichkeiten des Patienten nutzen und einfordern, aber den Patienten nicht überfordern.
   - ***Hilfe zur Selbsthilfe geben:*** Eigenkompetenz des Patienten durch gezielte Anleitung stärken.
   - Bei Bedarf die Angehörigen informieren.
5. Maßnahmen dokumentieren.
6. Maßnahmen evaluieren.
7. Bei Bedarf alternative Pflegemaßnahmen festlegen.

15. Möglichkeiten zur Durchführung von Maßnahmen zur Pneumonieprophylaxe

- Grundsätze bei der Durchführung von Prophylaxen (s. S. 204)
- Mobilisation fördern.
- Oberkörper hochlagern.
- Zimmer lüften, Frischluft zuführen.
- Atemübungen, Atemgymnastik durchführen.
- Umgang mit Atemtrainer anleiten.
- Mund- und Nasenpflege durchführen.
- Atemstimulierende Einreibung durchführen.
- Atemunterstützend Lagern, wie z. B. A-V-T-Lagerung, Halbmondlagerung, Dreh- und Dehnlagerung, Drainagelagerung.
- Flüssigkeit zuführen, wie z. B. sekretverflüssigenden Tee anbieten.
- Thymian-Brust-Wickel anlegen.
- Inhalation durchführen.
- Vibrationsmassage durchführen.
- Zum produktiven Abhusten anleiten.
- Bei Bedarf steril absaugen.
- Aspiration vermeiden.
- Schlucktraining durchführen.
- Hilfe bei Schluckstörungen anbieten.
- Sekretolytika, Expektoranzien nach AVO verabreichen.

16. Möglichkeiten zur Durchführung von Maßnahmen zur Dekubitusprophylaxe

- Grundsätze bei der Durchführung von Prophylaxen (s. S. 204)
- Mobilisation fördern.
- Passive, assistive oder aktive Bewegungsübungen durchführen.
- Bewegungsplan anlegen.
- Bewegungswechsel vornehmen.
- Auflagefläche vergrößern, Auflagedruck verteilen.
- Druckreduzierende Hilfsmittel anwenden, wie z. B. Weichlagerungskissen und -matratzen, Spezialbetten.
- Gefährdete Körperstellen hohl lagern und abpolstern.
- Externe Druckeinwirkung, wie z. B. Falten, Krümel, Haarspangen vermeiden oder entfernen.
- Auf reibungs- und scherkräftearmen Transfer achten.
- Haut beobachten, Haut pflegen, Haut und Hautfalten trocken halten.
- PH-neutrale Waschlotion und W/O-Hautlotion verwenden.
- Hautdurchblutung fördern.
- Gründliche Intimpflege durchführen.
- Inkontinenzmaterial frühzeitig wechseln.
- Atmungsaktive Kleidung bevorzugen.
- Flüssigkeit zuführen, um die Gewebselastizität zu erhöhen.
- Eiweiß- und vitaminreiche Kost oder Reduktionskost oder Aufbaukost anbieten.

17. Möglichkeiten zur Durchführung von Maßnahmen zur Intertrigoprophylaxe

- Grundsätze bei der Durchführung von Prophylaxen (s. S. 204)
- Eigenbeweglichkeit erhalten, Luftaustausch ermöglichen.
- Atmungsaktive Kleidung bevorzugen, wie z. B. Baumwolle; Synthetikgewebe vermeiden.
- Hautfalten trocken halten, wie z. B. durch Büstenhalter, Baumwollunterhosen mit angesetztem Bein, saugfähige Baumwoll- oder Leinenläppchen.
- Haut beobachten, Haut pflegen, Haut und Hautfalten trocken halten.
- Kühle Abwaschungen durchführen, um den Körperschweiß zu reduzieren und die Hautdurchblutung anzuregen.
- PH-neutrale Waschlotion und W/O-Hautlotion verwenden.
- Geschädigte Haut vorsichtig mit weichem Handtuch trocknen.
- Kein alkoholhaltiges Deodorant oder Parfum benutzen.
- Bei Inkontinenz Kontinenztraining durchführen.
- Inkontinenzmaterial frühzeitig wechseln.
- Gründliche Intimpflege durchführen.
- Obstipation und Diarrhoe vorbeugen.
- Flüssigkeit zuführen.
- Flüssigkeitsbilanzierungsbogen anlegen.
- Eiweiß- und vitaminreiche Kost oder Reduktionskost oder Aufbaukost anbieten.

18. Möglichkeiten zur Durchführung von Maßnahmen zur Kontrakturenprophylaxe

- Grundsätze bei der Durchführung von Prophylaxen (s. S. 204)
- Mobilisation fördern.
- Passive, assistive oder aktive Bewegungsübungen durchführen.
- Isometrische Spannungsübungen durchführen lassen.
- Bewegungsplan anlegen.
- Bewegungswechsel vornehmen.
- Physiologische Mittelstellung einnehmen lassen.

19. Möglichkeiten zur Durchführung von Maßnahmen zur Thrombo-Embolie-Prophylaxe

- Grundsätze bei der Durchführung von Prophylaxen (s. S. 204)
- Mobilisation fördern.
- Passive, assistive oder aktive Bewegungsübungen durchführen.
- Fußsohlendruck erzeugen.
- Bettfahrrad betätigen.
- Atemgymnastik durchführen.
- Beine um 20° erhöht lagern.
- Beinvenen ausstreichen.
- Medizinische Thromboseprophylaxestrümpfe bzw. Kompressionsstrümpfe tragen.
- Kompressionsverband anlegen.
- Intermittierende Venenkompression (Pneumomassage) durchführen.
- Flüssigkeit zuführen.
- Antikoagulanzien nach AVO verabreichen.

20. Möglichkeiten zur Durchführung von Maßnahmen zur Soor- und Parotitisprophylaxe

- Grundsätze bei der Durchführung von Prophylaxen (s. S. 204)
- Mundraum und Zahnprothese nach jeder Mahlzeit reinigen.
- Borken und Beläge auf der Zunge vorsichtig entfernen, wie z. B. mit Dexpanthenol oder einer Zungenbürste.
- Speichelproduktion durch Massage der Ohr- und Kieferspeicheldrüsen anregen.
- Kautätigkeit anregen, wie z. B. mit Kaugummi, Brotrinde, trockenes Brot oder Dörrobst.
- Zitrone auf die Zunge träufeln oder an einer aufgeschnittenen Zitrone riechen lassen.
- Zerstoßene Eiswürfel mit Zitrone lutschen lassen.
- Kaubewegungen imitieren.
- Ausreichend Flüssigkeit zuführen.
- Lippen pflegen.

21. Möglichkeiten zur Durchführung von Maßnahmen zur Aspirationsprophylaxe

- Grundsätze bei der Durchführung von Prophylaxen (s. S. 204)
- Absauggerät bereitstellen.
- Oberkörper hochlagern.
- Auf physiologischen Hüftknick achten.
- Prothesensitz überprüfen.
- Schluck- und Hustenreflex überprüfen.
- Beim Essen und Trinken anwesend sein.
- Nahrng in kleinen Mengen, mit kleinem Löffel langsam verabreichen.
- Geduld haben. Zeit nehmen.
- Bei Trinkschwierigkeit Flüssigkeit in Form von Wackelpudding anbieten, Strohhalm oder Pipette zur Hilfe einsetzen.
- Keine Fragen während des Essens stellen.
- Nach dem Essen für mindestens 30 Minuten Oberkörper der zu pflegenden Person erhöht lassen.
- Mundpflege nach dem Essen durchführen.

22. Möglichkeiten zur Durchführung von Maßnahmen zur Obstipationsprophylaxe

- Grundsätze bei der Durchführung von Prophylaxen (s. S. 204)
- Für eine regelmäßige und möglichst ungestörte Stuhlentleerung sorgen.
- Stress und Zeitdruck vermeiden.
- Gewohnheiten und Rituale erhalten.
- Intimsphäre wahren.
- Für eine gut gelüftete, angenehm temperierte und saubere Toilette sorgen.
- Mobilisation fördern.
- Passive, assistive oder aktive Bewegungsübungen durchführen.
- Bewegungsplan anlegen.
- Bewegungswechsel vornehmen.
- Zur tiefen Bauchatmung anleiten.
- Zwei bis drei Liter Flüssigkeit zuführen.
- Vitamin- und ballaststoffreiche Kost anbieten.
- Morgens ein Glas kaltes Wasser trinken.
- Colonmassage durchführen.
- Kalte Leibwäsche durchführen.
- Kalte Leibauflage anbringen.
- Kalten Leibwickel anlegen.

23. Möglichkeiten zur Durchführung von Maßnahmen zur Harnwegsinfektionsprophylaxe

- Viel trinken, mind. 2 l/24 Std., lassen. Krankheitsbild beachten.
- Wetterentsprechende Kleidung anziehen.
- Stuhlgang sofort entfernen. Schmierinfektion unbedingt vermeiden.
- Hygienische Intimpflege durchführen.
- Wischrichtung von der Symphyse zum Anus einhalten.
- Einmalkatheterisierung der Dauerkatheterisierung vorziehen.

Zusätzlich bei zu pflegenden Personen mit Dauerkatheter:
- Katheter mit einer speziellen Beschichtung (z. B. Silikon, Hydrogel) zum Schutz vor Bakterien legen.
- Nur geschlossenes Urinableitungssystem benutzen.
- Urinbeutel regelmäßig entleeren.
- Vor dem Öffnen des Urinableitungssystems strenge hygienische Kautelen beachten:
  - Hände desinfizieren.
  - Einmalhandschuhe anziehen.
  - Urinablasshahn vor dem Öffnen desinfizieren.
  - Urinablasshahn nicht mit dem Auffanggerät in Berührung kommen lassen.
- Urinauffangbeutel unter Blasenniveau hängen, um einen Urinrückfluss zu verhindern.
- Urinableitungssystem nicht abklemmen.
- Auf freie Durchgängigkeit des Urinableitungssystems achten. Druckstellen vorbeugen.
- Sekretabsonderungen und Verkrustungen, von der Harnröhre weg, entfernen.
- Harnröhrenöffnung und Katheter reinigen.
- Kein routinemäßiges Spülen der Harnblase, um einer Keimverschleppung vorzubeugen.
- Katheter und System nach Vorschrift wechseln.
- Urin zu Untersuchungszwecken an vorgesehener Urinabnahmestelle mit steriler Spritze und Kanüle entnehmen.
- Urin beoabachten.

24. Klinische Meningitiszeichen

Brudzinski-Zeichen	**positiver Brudzinski:** Auf eine passive Kopfbewegung nach vorn folgt das reflektorische Anziehen der Beine.
Kernig-Zeichen	**positiver Kernig:** Auf eine passive Beugung um 90° im Hüft- und Kniegelenk folgen Schmerzen beim Strecken des Kniegelenkes nach.
Lasègue-Zeichen	**positiver Lasègue:** Auf das Anheben des gestreckten Beins im Liegen folgen Rückenschmerzen (ebenso bei Bandscheibenvorfall und Ischialgie).

Abkürzungen

AICD: Automatic implantable cardioverter defibrillator
AVK: Arterielle Verschlusskrankheit
AVO: Ärztliche Verordnung
RR: Riva Rocci; einfacher Blutdruckmessapparat mit aufzublasender Oberarmmanschette und Quecksilbermanometer
s.c.: subcutan
SSS: Sick-Sinus-Syndrom
WHO: World Health Organisation = Weltgesundheitsorganisation
Z.n.: Zustand nach
ZVD: Zentraler Venendruck

Fachbegriffe

Abszess: Durch Bakterien verursachte Eiteransammlung in einem pathologisch entstandenem Gewebehohlraum

abszedierende Pyelonephritis: Abszessbildung und Übertritt der Entzündung in den gesamten Körper im Rahmen einer akuten Pyelonephritis

AICD: Herzschrittmacher, der Kammertachykardien selbstständig erkennt und zur Behandlung Elektroschocks abgibt. Wird bei medikamentös nicht therapiebaren, ventrikulären Tachykardien eingesetzt.

Akkommodation: Scharfeinstellung des Auges für Nah- und Fernsehen

Akustikusneurinom: gutartiger Tumor des Hörnerven

Alpha-1-Antitrypsin-Mangel: erblicher Stoffwechseldefekt, der mit einem Mangel an Alpha-1-Antitrypsin einhergeht. Folge ist ein Abbau des körpereigenen Gewebes aufgrund der überschießenden Aktivität der eiweißspaltenden Enzyme, die nicht mehr durch das Alpha-1-Antitrypsin reguliert werden.

Alveolen: Lungenbläschen

Anasarka: Ödeme am Rücken bei liegenden Patienten aufgrund einer Rechtsherzinsuffizienz

Apraxie: Störung bei der Ausführung von Handlungsabläufe

Antikoagulanzien: gerinnungshemmende Substanzen, wie z. B. Heparin

Aszites: Bauchwassersucht; Ansammlung von Transsudat (spezifisches Gewicht von < 1016 g/l) in der freien Bauchhöhle

Barrett-Ösophagus: Veränderung der Speiseröhrenschleimhaut im unteren Abschnitt, meist als Komplikation einer Refluxösophagitis; Symptome sind Dysphagie, Schmerzen im Zwerchfellbereich, Sodbrennen

Billroth-I-Resektion: Resektion des Pylorusabschnittes mit teilweisem Verschluss des Magenrestes und direkter Verbindung mit dem Duodenalstumpf (Gastroduodenostomie)

Billroth-II-Resektion: Blinder Verschluss von Magen und Duodenum, Verbindung des Magens mit dem Darm durch eine Gastrojejunostomie

blue bloater (engl.): blue: blau, bloat: aufblasen; Erscheinungsform bei einem Lungenemphysem

Bougierung: Dehnung und Weiten von Verengungen durch Einführung von Gummischläuchen verschiedenen Kalibers

Bronchospasmus: spastische Kontraktion der Bronchialwandmuskulatur

Bulbärparalyse: Sprech-, Kau- und Schluckstörungen aufgrund einer Schädigung der Nervenzellgruppen in der Medulla oblongata (verlängertes Rückenmark), aus dem die unteren Hirnnerven entspringen.

Carotisdruckversuch: Die Carotisgabel mit dem Daumen unter EKG-Kontrolle massieren.

Chemolitholyse: medikamentöse Steinauflösung, wie z. B. Gallen- oder Nierensteine, durch das Einbringen chemischer Substanzen in das betroffene Organ

Cholesteatom: Ein aus Zellen des Gehörgangs oder des Trommelfells entstandener, gutartiger Mittelohrtumor. Begleitend kann eine Entzündung, Eiterung oder eine Zerstörung des Trommelfells bzw. des örtlichen Knochens auftreten bis zur Knochenzerstörung im Schädelinneren.

Claudicatio intermittens: Muskelschmerzen aufgrund von Sauerstoffmangel im Muskelgewebe infolge schlechter Durchblutung, die zum Stehenbleiben zwingen: Die Patienten schauen sich „gerne" die Auslagen in den Schaufenstern an. Nach der Ruhephase lassen die Muskelschmerzen nach und der Patient geht weiter.

conduit (engl.): Röhre; bei einem Ileum-Conduit werden die Harnleiter in einen ausgeschalteten Dünndarmanteil, bei einem Colon-Conduit in einen ausgeschalteten Dickdarmanteil eingepflanzt. Beide Segmente werden prominent in die Bauchdecke eingenäht.

Defäkation (lat.): defaecare; von der Hefe befreien, reinigen; Stuhlentleerung

Diaphragma (gr.): diaphragma, Scheidewand; (anat.) Zwerchfell

Dyskrinie: gestörte Sekretion von abnorm glasigen, zähen Schleim

Dyspnoe: Atemnot

Embolektomie: Entfernung des Blutpfropfes durch einen Katheter oder durch eine offene Operation

Enukleation (lat): enucleare, entkernen; chirurgische Ausschälung

Erosionen: fleckenförmige, oberflächliche Defekte der Magenschleimhaut

Erythema chronicum migrans: sich kreisförmig ausbreitende Rötung

Erythema nodosum: Hauterkrankung mit rotblauen, schmerzhaften Flecken

Exophthalmus: Der Augapfel tritt aus der Augenhöhle hervor, das Oberlid ist zurückgezogen und der Lidschlag ist zu selten.

Fassthorax: Die Brustrippen stehen fast horizontal, der Brustkorb ist fassförmig erweitert und verformt. Keine Atemexkursionen möglich, der Thorax verharrt ständig in Inspirationsstellung.

Fibrose: Vermehrung des Bindegewebes

Fibrosierung: Ersatz durch Bindegewebe, Vernarbung

Foetor ex ore: Mundgeruch

Fundoplikatio: Der Magenfundus wird laparoskopisch manschettenartig um den unteren Ösophagus genäht, um die Funktion des unteren Ösophagussphinkters zu stärken bzw. wieder herzustellen. Dadurch wird ein Reflux von saurem Mageninhalt in den Ösophagus verhindert.

Gallenblasenempyem: Eiteransammlung in der Gallenblase

Gangrän: abgestorbene Gewebebezirke

Gastropexie: Entweder wird der Magenfundus von unten an das Diaphragma oder die Magenvorderwand an die Bauchdecke fixiert.

Glykosyliertes Hämoglobin: mit Zucker beladener, roter Blutfarbstoff

Goniotrepanation: Das Kammerwasser des Auges wird unter die Bindehaut abgeleitet, damit es von den Blutgefäßen aufgenommen werden kann.

Hämatemesis: Bluterbrechen

Harnverhalt: Unvermögen, die volle Harnblase bei normaler Nierenfunktion und freier Passage der Harnleiter zu entleeren.

HbA1c: Mit diesem Wert wird die Konzentration des glykosyliertem Hämoglobins im Blut gemessen und gilt als aussagekräftigster Parameter für die Qualität der Diabeteseinstellung, da die Blutzuckereinstellung der letzten 8–12 Wochen festgestellt werden kann.

Heliobacter pylori: Bakterium der Gattung Helicobacter, das häufig Ursache der Ulcuskrankheit, Magenschleimhautentzündung und des Magenkarcinoms ist.

Herpesviren: Viren, die beim Menschen Ursache verschiedener entzündlicher, ständig wiederkehrender Erkankungen sein können. Kennzeichnend ist die Bildung kleiner, stecknadelkopfgroßer, mit klarer Flüssigkeit gefüllter Bläschen auf Haut und Schleimhäuten.
Zu den Herpesviren gehören das
- Herpes-simplex-Virus, Auslöser der Herpes-simplex-Infektion,
- Varicella-Zoster-Virus, Auslöser von Windpocken und Gürtelrose,
- Zytomegalievirus, Auslöser der Zytomegalie,
- Epstein-Barr-Virus, Auslöser des Pfeiffer-Drüsenfieber.

Hyposensibilisierung: Anwendung bei Patienten, die auf Allergene wie z. B. Pollen, Insektengift, Hausstaubmilben, Tierhaare oder Schimmelpilze allergisch reagieren. Im Intervall werden die identifizierten Antigene in steigender Dosis subkutan injiziert, um eine Toleranz gegenüber dem Allergen zu erreichen. Insgesamt dauert die Behandlung mindestens drei Jahre.

Ikterus: grau-gelbliche Verfärbung der Haut infolge Übertritts von Gallenbestandteilen (Bilirubin und Gallensäuren) ins Blut (Cholämie, Hyperbilirubinämie)

Ileozökalresektion: operative Entfernung von terminalem Ileum und Zökum.

Ischämie: verminderte Blutversorgung

Keratokonjunktivitis: Entzündung von Hornhaut (Cornea) und Bindehaut (Konjunktiva)

Kurzdarmsyndrom: Folge der operativen Entfernung großer Bereiche des Dünndarms oder einer Fistel zwischen den Darmabschnitten, wodurch die Aufnahme der Nährstoffe (Malabsorption) gestört ist.

Lasertrabekulotomie: Es werden künstliche, oberflächliche Entzündungsherde im Bereich der Gewebsbündel (Trabekel) des Kammerwinkels im Auge gesetzt, die vernarben, um das Trabekelwerk zu straffen und so den Kammerwasserabfluss zu verbessern.

Letalität: Tödlichkeit; Verhältnis der Zahl der Todesfälle zur Zahl der an einer bestimmten Krankheit Erkrankten

Lipoproteine: Lipid-Protein-Komplex, bestehend aus Protein, Cholesterin, Triglyceriden und Phospholipiden

Lippenbremse: Ausatmungstechnik zur Linderung einer leichten bis mittelschweren Atemnot. Der Patient legt die Lippen so aufeinander, dass die Ausatemluft nur durch einen kleinen Spalt herausströmen kann. Der intrapulmonale Druck wird bei der Ausatmung erhöht und dadurch ein Bronchialkollaps verhindert.

Lithotripsie: Zerkleinerung von Steinen in Nierenbecken, Harnleiter, Harnblase oder in der Gallenblase durch Ultraschall, Stoßwellen, Laser oder mechanischer Kraftausübung

Lungenfibrose: bindegewebiger Umbau des Lungenparenchyms

Lungenödem: lebensbedrohliche Atemstörung aufgrund des behinderten Sauerstoffaustauschs in der Lunge durch die Ansammlung von wässriger Flüssigkeit im Lungenparenchym und in den Alveolen

Magenvolvulvus: Stieldrehung des Magens

Meibom-Drüsen: Talgdrüsen der Augenlider, die an den freien Lidrand münden

Meningoenzephalitits: Hirnhaut-Gehirnentzündung

metabolisches Syndrom: Zivilisationskrankheit, bestehend aus einem Symptomenkomplex von Hypertonie, Adipositas, Hyperlipidämie, gestörter Glukosetoleranz bis zu Diabetes mellitus mit erhöhtem Krankheitsrisiko für Herz, Kreislauf und Hirngefäße

miliar: hirsekorngroß

Morbus Basedow: Chronische Autoimmunerkrankung; Autoantikörper besetzen TSH-Rezeptoren und stimulieren so die hormonbildenden Zellen.

Morbus Boeck: Systemerkrankung des mesenchymalen Gewebes, bevorzugt befallen sind Lymphknoten, Lunge und Haut.

Myokardinfarkt: Herzinfarkt

Nekrose: Gewebsuntergang

Neurotransmitter: Überträgerstoffe des Nervensystems

Newton-Ringe: Sehen farbiger Ringe um Lichtquellen

Niereninsuffizienz, Nierenversagen: Akut einsetzender oder langsam fortschreitender Funktionsverlust der Niere. Folge ist eine geringe (Oligurie: < 500 ml/Tag) oder eine eingestellte Urinproduktion (Anurie: < 100 ml/Tag) mit Anstieg harnpflichtiger Substanzen im Blut und anschließender Harnvergiftung (Urämie). Daneben kommt es zur Ödembildung.

Nykturie: nächtliches Wasserlassen

Obstruktion: Verlegung, Verschluss eines Hohlorganes, Ganges oder Gefäßes, wie z. B. Bronchus, Blutgefäß, Gallenweg, Tränenkanal, After

Ödem (gr.): Schwellung; Flüssigkeitseinlagerung im Gewebe

Opisthotonus: Rückwärtsbeugung des Kopfes mit Überstreckung von Rumpf und Extremitäten

Ösophagus (gr.): oisein, tragen; phagein, essen = der das Essen Befördernde; Speiseröhre

Ösophagusinkarzeration: Einklemmung der Speiseröhre

Östrogen: Weibliches Geschlechtshormon, welches eine gefäßschützende Wirkung hat.

Orthodyspnoe: Der Patient sitzt aufrecht und versucht, durch Inanspruchnahme der Atemhilfsmuskulatur die quälende Luftnot zu lindern.

Orthostase: aufrechte Körperhaltung

Palmar- und Plantarerythem: symmetrische Rötung der Handinnenflächen besonders am Kleinfingerballen bzw. an den Fußsohlen

Parenchym (gr.): enchyma, das Hineingegossene; spezifische Zellen eines Organs, die dessen Funktion bewirken. Gegensatz: interstitielles oder Gerüstgewebe, das aus Bindegewebe mit Gefäßen und Nerven besteht

paroxysmal: anfallsweise

Penetration (lat.): Penetratio, Durchdringen; Penetrierendes Ulcus: Einbrechen eines Ulcus in benachbartes Gewebe bzw. Organ

Perforation (lat): perforare, durchbohren, durchbrechen; Durchbruch z. B. eines Ulcus ventriculi in die freie Bauchhöhle

periphere Zyanose: vermehrte Sauerstoffausschöpfung des peripheren Blutes bei verlängerter Kreislaufzeit

perniziöse Anämie: Blutarmut aufgrund von Vitamin-B_{12}-Mangel durch Fehlernährung, Darmparasiten, Mangel an Vitamin-B_{12}-Transporteiweiß im Blut bei chronischer Gastritis oder Aufnahmestörung des Vitamins im Darm

Peritoneum (gr.): Peritonaion, Bauchfell

Pfortaderhochdruck (portale Hypertension): Abflussbehinderung in der Pfortader und dadurch erhöhter Druck innerhalb der Pfortader und der ihr zufließenden Venen mit Vergrößerung der Milz, Ausbildung von Umgehungskreisläufen, Bildung von Aszites. Lebensbedrohliche Komplikationen sind neben Leberfunktionsstörungen, die Ösophagusvarizenblutung.

Phakoemulsifikation: Kunstlinsenimplanation in den Kapselsack des Auges. Nach dem Anlegen eines Skleratunnels oder eines Hornhautschnitts wird unter einem speziellen Mikroskop die vordere Linsenkapsel zirkulär eröffnet und entfernt (Kapsulotomie). Danach werden die Linse mit Ultraschall zerkleinert (Phakoemulsifikation) und Linsenfragmente abgesaugt. In den verbliebenen Kapselsack wird eine Kunstlinse implantiert.

pink puffer (engl.): pink, rosa; puff, pusten; Erscheinungsbild beim Lungenemphysem

Pleura: Brustfell, welches die Brusthöhle auskleidet und die Lunge spiegelglatt und glänzend überzieht.

Pleuraempyem: eitriger Erguss des Brustfells

Pleuritischer Schmerz: atmungsbedingte Schmerzen

Pollakisurie: häufiges Wasserlassen

Polydipsie: starker Durst

Porzellangallenblase: Durch chronische Gallenblasenentzündung entstandene verkalkte, verhärtete Gallenblasenwand. Obwohl keine Beschwerden auftreten, muss eine Cholecystektomie durchgeführt werden, um einem Gallenblasenkarzinom vorzubeugen.

Prätibiales Myxödem: Blaurote, grobporige Schwellung in der Schienbeinregion, bei der auf Druck keine Delle zurückbleibt.

Primärherd: Die Alveolar-Makrophage nimmt die Mykobakteri tuberculosi auf und versucht, der Abtötung zu entgehen.

Proktokolektomie: Das gesamte Colon einschließlich Rektum wird operativ entfernt. Um Inkontinenz und einem Ileostoma vorzubeugen, wird durch eine Rektokolektomie mit submuköser Proktektomie der Schließapparat des Rektums sowie die sensible Darmschleimhaut zu erhalten. Ein ileoanaler Pouch (Dünndarmreservoir) wird der Anastomose zwischen Ileum und Anus (ileoanal) vorgeschaltet.

Prophylaxen: Vorbeugung, Verhütung; Sammelbezeichnung für alle Maßnahmen die geeignet sind, Folgeschäden vorzubeugen, zu verhüten und zu vermeiden, um die Gesunderhaltung des Menschen zu fördern.

Pseudozysten: Pathologisch gebildeter Hohlraum, der nur von Bindegewebe umgeben ist und nicht von Epithel ausgekleidet wird.

Pylorusstenose: narbige Verengung des Magenausganges

Residualvolumen: in der Lunge verbleibendes Luftvolumen nach maximaler Ausatmung (800–1700 ml)

resiratorische Insuffizienz: Lunge kann den arteriellen Sauerstoff- und Kohlendioxidpartialdruck bei körperlicher Belastung, atmosphärischer Bedingung oder geschädigter broncho-pulmonaler Strukturen nicht aufrecht erhalten.

Restitution: Wiederherstellung

retrosternal: hinter dem Brustbein

Schilddrüsenautonomie: Ungehemmte Produktion von Schilddrüsenhormonen in Bezirken des Schilddrüsengewebes durch abgegrenzte Knoten, meist gutartige Adenome oder diffus verteilte, autonome Zellen, die sich den übergeordneten Zentren entzogen haben.

Spider naevus: Stecknadelkopfgroße, arterielle Teleangiektasie, von der aus sternförmig feinste Gefäßreiser ausgehen.

SSS: Sick-Sinus-Syndrom; Syndrom des kranken Sinusknotens

Stapesplastik: operativer Ersatz des Steigbügels durch eine Teflon-Platin-Platte

Tenesmus: krampfartige Schmerzen bei der Stuhlentleerung

Tetraparese: Lähmung von Armen und Beinen

Thrombangiitis obliterans: meist bei männlichen Rauchern zwischen dem 20. und 40. Lebensjahr auftretende, entzündliche Erkrankung der Gefäßinnenwand mit Gefäßverschluss durch Bildung eines Thrombus

toxisches Megakolon: Eine massive Erweiterung des Darmlumens durch Schädigung der Darmwandnerven. Wegen Perforations- und Peritonitisgefahr muss sofort operiert werden. Gefährlichste Komplikation bei Colitis ulcerosa.

Trabekulektomie: Das Kammerwasser des Auges wird unter der Bindehaut abgeleitet, damit es von den Blutgefäßen aufgenommen werden kann.

Tröpfcheninfektion: durch Husten, Niesen oder Sprechen übertragene Infektionskrankheit

Tuberkulom: Symptom bei Tuberkulose; „tuberkulöser Käse“, bestehend aus Granulomen, das sind Zell- und gefäßreiche Bindegewebsknötchen mit zentraler Nekrose (Verkäsung)

Vagotomie (gr.): tome, Schnitt; den Magen versorgenden Nervus vagus zum Teil oder ganz durchtrennen, um die Magensekretion zu hemmen und die HCl-Produktion zu vermindern.

Valsalvamanöver: Zur reflektorischen Steigerung des Vagotonus den Patient tief einatmen, den Atem anhalten und pressen lassen.

Vasospasmus: Verkrampfung eines Blutgefäßes

WHO: World Health Organisation, Weltgesundheitsorganisation

zentrale Zyanose: ungenügende Sauerstoffsättigung des Blutes infolge eines gestörten Gasaustausches in der Lunge bei chronischer Lungenstauung

Zyklokryothermie: Ein Teil des Drüsengewebes des Ziliakörpers im Auge, das das Kammerwasser produziert, wird zerstört, um die Kammerwasserproduktion zu vermindern.

Literatur- und Bildquellenverzeichnis

Literaturverzeichnis

Andreae, Susanne/von Hayek, Dominik/Weniger, Jutta: Krankheitslehre für Altenpflegeberufe, 2. Auflage, Thieme Verlag, Stuttgart, 2001.

Bremer-Roth, Friederike Dr. ed. al.: In guten Händen Altenpflege Band 1, 1. Auflage, Cornelson, Berlin, 2005.

De Gruyter, Walter: Pschyrembel, Klinisches Wörterbuch, 3. Auflage, Walter de Gruyter, Berlin, 1982.

Gaede, Peter-Matthias (Hrsg): GEO Themenlexikon in 20 Bänden, Medizin und Gesundheit, Diagnose, Heilkunst, Arzneien, 1. Auflage, Brockhaus Band 9 A-Ges, Gütersloh, 2007.

Gaede, Peter-Matthias (Hrsg): GEO Themenlexikon in 20 Bänden, Medizin und Gesundheit, Diagnose, Heilkunst, Arzneien, 1. Auflage, Brockhaus Band 10 Gew-Ohr, Gütersloh, 2007.

Gaede, Peter-Matthias (Hrsg): GEO Themenlexikon in 20 Bänden, Medizin und Gesundheit, Diagnose, Heilkunst, Arzneien, 1. Auflage, Brockhaus Band 11 Ok-Z, Gütersloh, 2007.

Georg, Jürgen/Frowein, Michael (Hrsg): Pflege Lexikon, Ullstein Medical, Wiesbaden, 1999.

Gerlach, Ulrich/Wagner, Hermann/Wirth, Wilhelm: Innere Medizin für Pflegeberufe, 6. Auflage, Thieme Verlag, Stuttgart, 2006.

Haß, Gabriele: Kompetent pflegen nach Standard, 1. Auflage, Bildungsverlag EINS, Troisdorf, 2007.

Lütjen-Drecoll, Elke/Rohen, Johannes W.: Atlas der Anatomie, Schattauer, Stuttgart, 1997

Vieten, Markus: Fallbuch Pflege, Krankheiten verstehen 1, Thieme Verlag, Stuttgart, 2007.

Wurlitzer, Grit: Altenpflege konkret, Gesundheits- und Krankheitslehre, 2. Auflage, Urban & Fischer, München, 2003.

Bildquellenverzeichnis

© Bildungsverlag EINS, Troisdorf/Jochen Schmidt, Dortmund, alle Illustrationen

mauritius images/André Pöhlmann, Umschlag

Stichwortverzeichnis

A

B

C

D

P

R

T